102 Recetas de Jugos y Comidas Para Prevenir Caries:

Reduzca El Riesgo De Tener Problemas Orales Rápido y Permanentemente

Por

Joe Correa CSN

DERECHOS DE AUTOR

Esta publicación está diseñada para proveer información precisa y autoritaria respecto al tema en cuestión. Es vendido con el entendimiento de que ni el autor ni el editor están envueltos en brindar consejo médico. Si éste fuese necesario, consultar con un doctor. Este libro es considerado una guía y no debería ser utilizado en ninguna forma perjudicial para su salud. Consulte con un médico antes de iniciar este plan nutricional para asegurarse que sea correcto para usted.

RECONOCIMIENTOS

Este libro está dedicado a mis amigos y familiares que han tenido una leve o grave enfermedad, para que puedan encontrar una solución y hacer los cambios necesarios en su vida.

102 Recetas de Jugos y Comidas Para Prevenir Caries:

Reduzca El Riesgo De Tener Problemas Orales Rápido y Permanentemente

Por

Joe Correa CSN

CONTENIDOS

Derechos de Autor

Reconocimientos

Acerca Del Autor

Introducción

102 Recetas de Jugos y Comidas Para Prevenir Caries: Reduzca El Riesgo De Tener Problemas Orales Rápido y Permanentemente

Otros Títulos de Este Autor

ACERCA DEL AUTOR

Luego de años de investigación, honestamente creo en los efectos positivos que una nutrición apropiada puede tener en el cuerpo y la mente. Mi conocimiento y experiencia me han ayudado a vivir más saludablemente a lo largo de los años y los cuales he compartido con familia y amigos. Cuanto más sepa acerca de comer y beber saludable, más pronto querrá cambiar su vida y sus hábitos alimenticios.

La nutrición es una parte clave en el proceso de estar saludable y vivir más, así que empiece ahora. El primer paso es el más importante y el más significativo.

INTRODUCCION

102 Recetas de Jugos y Comidas Para Prevenir Caries: Reduzca El Riesgo De Tener Problemas Orales Rápido y Permanentemente

Por Joe Correa CSN

Una sonrisa bella, saludable, y llena de confianza es una de las primeras cosas que notamos en las personas. Nos atraen estas características. Dientes brillantes son simplemente necesarios.

La mayoría de los doctores concuerdan en que los dientes son extremadamente importantes para la salud en general, y están conectados con el resto del cuerpo de tal manera que pueden hacer mucho daño si se los deja en mala forma.

El decaimiento de los dientes es el peor enemigo de todos cuando se trata de los dientes. Es una reacción de bacterias naturales que viven en nuestra boca. Estas bacterias vienen con la comida que ingerimos. La mejor y más saludable forma de prevenir el daño de estas bacterias es cambiar los hábitos alimenticios.

Teniendo una higiene dental apropiada es importante para sus dientes, pero los malos hábitos de estilo de vida y la mala alimentación son incluso más importantes. La comida juega un rol importante en la prevención del decaimiento de los dientes y la salud en general.

En este libro, he preparado unas recetas deliciosas que evitarán que usted tenga caries.

Los productos lácteos, como el queso y la leche, son ricos en calcio, que es un elemento importante que nuestro cuerpo necesita. Es por ello que he elegido incluirlos en muchas de estas deliciosas recetas de comidas.

Las frutas y vegetales, por otra parte, son ricas en fibra, que ayudará en la defensa mineral contra el decaimiento dental. En este libro, encontrará algunas opciones excelentes para elegir en su dieta diaria.

Si quiere olvidarse de las caries, coronas, conductos y otros problemas relacionados con los dientes, Coma alimentos deliciosos y naturales que fueron hechos para mantener sus dientes saludables cada día.

El cambio siempre viene de adentro. ¡Tome este libro y prevenga ir al dentista por mucho tiempo!

102 RECETAS DE JUGOS Y COMIDAS PARA PREVENIR CARIES: REDUZCA EL RIESGO DE TENER PROBLEMAS ORALES RÁPIDO Y PERMANENTEMENTE

COMIDAS

1. Hígado de Pollo con Cebollas

Ingredientes:

8 onzas hígado de pollo, trozado en piezas del tamaño de un bocado

2 cebollas medianas, rebanadas

1 pimiento rojo mediano, rebanado, sin semillas

¼ cucharadita de pimienta negra, molida

¼ cucharadita de sal

2 cucharadas de aceite de oliva

Unas hojas de menta

Preparación:

Precalentar una cucharada de aceite de oliva en una sartén a fuego medio/alto. Agregar las cebollas, calabacín y pimientos y freír por 10 minutos. Remover del fuego y dejar a un lado.

Precalentar 1 cucharada de aceite en otra sartén a fuego medio/alto. Agregar el hígado de pollo y freír por 5-7 minutos. Rociar con sal y pimienta a gusto. Remover del fuego y transferir a un plato. Añadir los vegetales y cubrir con un poco de menta antes de servir.

Información nutricional por porción: Kcal: 145, Proteínas: 23.6g, Carbohidratos: 5.8g, Grasas: 28.2g

2.   Ensalada de Omelette de Panceta

Ingredientes:

3 huevos enteros

6 onzas rábano rojo, rebanado

½ berenjena pequeña, rebanado

2 cebollas de verdeo

Un puñado de rúcula fresca

¼ taza de aceite de oliva

¼ cucharadita de pimienta negra fresca, molida

½ cucharadita de sal

Preparación:

Precalentar el grill a fuego medio/alto. Agregar las berenjenas rebanadas y grillar por 3-4 minutos. Remover del fuego y dejar a un lado.

Calentar 2 cucharadas de aceite de oliva a fuego medio/alto. Romper los huevos, sazonar con sal y pimienta, y batirlos bien con un tenedor. Verterlos en la sartén y cocinar por 1 minuto. Darlos vuelta y cocinar otro minuto.

Remover del fuego y poner en un plato. Dejar reposar y cortar en tiras.

Combinar los huevos con la berenjena, el rábano rebanado, la rúcula y las cebollas de verdeo.

Rociar aceite de oliva, y agregar sal y pimienta a gusto.

Información nutricional por porción: Kcal: 243, Proteínas: 19.5g, Carbohidratos: 7g, Grasas: 19.4g

3.   Sándwiches de Huevos y Queso Feta

Ingredientes:

4 rebanadas de pan, de trigo integral

3 huevos grandes

1 taza de espinaca bebé, finamente trozados

½ taza de Queso feta, rebanado

2 cucharadas de aceite de oliva extra virgen

Preparación:

Batir los huevos con un tenedor en un tazón. Cortar el queso en cubos pequeños y añadirlos al tazón. Mezclar bien.

Calentar aceite de oliva en una sartén a fuego medio/alto. Agregar espinaca bebé y cocinar por 3 minutos, revolviendo constantemente.

Verter la mezcla de huevos y queso y freír por 3 minutos más. Remover del fuego y transferir a un plato.

Poner las rebanadas de pan en el tostador y tostarlas a medio.

Usar un cuchillo o espátula para dividir el Omelette en piezas iguales. Esparcir en las rebanadas de pan y cubrir con la otra rebanada.

Servir los sándwiches con 1 cucharada de crema agria encima. Esto es opcional.

Información nutricional por porción: Kcal: 291, Proteínas: 18.7g, Carbohidratos: 32.5g, Grasas: 10.3g

4.   Huevos Hervidos con verdes y garbanzos

Ingredientes:

3 huevos duros hervidos

½ taza de garbanzos, remojados por la noche

Un puñado de rúcula, entera

Un puñado de lechuga, despedazada

2 cebollas de verdeo, trozada

Para el aderezo:

¼ taza de aceite de oliva extra virgen

3 cucharadas de jugo de lima recién exprimido

1 cucharadita de mostaza de Dijon

½ cucharadita de sal marina

¼ cucharadita de pimienta

Preparación:

Poner los huevos gentilmente en una cacerola con agua hirviendo y cocinar por 10 minutos. Puede usar un temporizador de cocina para esto. Agregar una cucharadita de bicarbonato de sodio para hacer el proceso de pelado más simple. Remover del fuego, colar y dejar enfriar un rato. Pelar cuidadosamente y trozar. Transferir a un tazón.

Añadir la lechuga, garbanzos y rúcula. Revolver para combinar.

En un tazón pequeño, combinar todos los ingredientes del aderezo. Rociar sobre la ensalada y servir.

Información Nutricional Por Porción: Kcal: 318, Proteínas: 31g, Carbohidratos: 27g, Grasas: 19g

5.   Bolas De Queso

Ingredientes:

4 onza de queso Cottage, desmenuzado

2 onzas queso cheddar, rallado

2 huevos de corral

3 onza de harina común

¼ cucharadita de pimienta negra, molida

1 cucharada de aceite de oliva

½ cucharadita de comino, molida

2 onza de pan rallado

Preparación:

Batir gentilmente un huevo en un tazón grande. Rociar con comino, sal y pimienta. Mezclar bien con un tenedor para combinar. Añadir todos los quesos y 1 onza de harina, y revolver nuevamente.

Formar las bolas con la mezcla.

Batir 1 huevo y dejar a un lado.

Primero, pasar las bolas por harina, sumergir en huevo y pasarlas nuevamente por pan rallado.

Calentar el aceite vegetal en una fuente de hornear a 375°F.

Poner las bolas de queso en la fuente y hornear por 10 minutos. Remover del fuego y dejar enfriar por unos minutos.

Servir con crema agria tibia o yogurt.

Información nutricional por porción: Kcal: 125, Proteínas: 5.8g, Carbohidratos: 16.6g, Grasas: 6.3g

6. Ensalada de Calabacín grillado con Salsa de Pimienta Casera

Ingredientes:

3 cebollas de verdeo, trozada

1 calabacín grande, rebanado en trozos de 1 pulgada de espesor

1 berenjena pequeña, rebanada

2 pimientos rojos, trozados

1 pimiento amarillo, trozado

½ taza de ricota (esto es opcional)

½ taza de aceitunas verdes (uso aceitunas rellenas con pimiento rojo)

4 dientes de ajo, aplastados

Un puñado de perejil, trozado

¼ taza de aceite de oliva extra virgen

½ cucharadita de sal

½ cucharadita de pimienta

Aceite vegetal para grillar

Para la salsa:

1 tomate grande, finamente trozado

1 pimiento rojo, finamente trozado

1 cebolla pequeña, pelada y trozada finamente

1 cucharada de salsa de tomate

1 diente de ajo

2 cucharadas de aceite de oliva extra virgen

¼ cucharadita de sal

Preparación:

Lavar y rebanar la berenjena y el calabacín. Rociar con sal y dejar reposar por 10 minutos.

Precalentar el grill y rociar con un poco de aceite vegetal (2 cucharadas son suficientes). Añadir la berenjena y calabacín y grillar por 10 minutos, revolviendo ocasionalmente. Deberían quedar carbonizados y crujientes.

Agregar los pimientos al grill y cocinar por otros 4-5 minutos. No los sobre cocine porque los querrá firmes, pero ligeramente carbonizados en los lados.

Poner las berenjenas, calabacín y pimientos en un tazón grande. Añadir cebollas y aceitunas. Revolver bien para combinar. Dejar a un lado por un rato.

Ahora deberá preparar la marinada. Batir el aceite de oliva extra virgen, ajo, perejil, sal y pimienta. Rociar sobre la ensalada. Servir con salsa de pimienta casera y cubrir con ricota (opcional).

Para la salsa:

Simplemente combinar todos los ingredientes en una procesadora y pulsar hasta que esté suave. Mantener en un frasco de vidrio con tapa.

Información nutricional por porción: Kcal: 201, Proteínas: 5g, Carbohidratos: 19g, Grasas: 9.6g

7.   Envueltos Suaves

Ingredientes:

1 libra de pechuga de pollo, cortados en pedazos del tamaño de un bocado

1 taza de frijoles verdes, pre-cocidos

½ taza de queso Cottage, desmenuzado

½ cebollas moradas, trozada

½ cucharadita de pimienta roja, molida

¼ cucharadita de sal

4 tortillas, de trigo integral

1tbsp de aceite de oliva

¼ cucharadita de orégano, molido

Preparación:

Calentar el aceite en una sartén a fuego medio/alto. Poner la carne y cocinar por 10 minutos. Añadir la cebolla y pimienta molida y cocinar por otros 3-4 minutos.

Combinar el queso y los frijoles verdes en una procesadora. Pulsar por 30 segundos. Poner la mezcla en la sartén con el pollo y revolver bien. Reducir el fuego al mínimo y dejar cocinar por 2 minutos más.

Dividir la mezcla en porciones iguales y esparcir sobre las tortillas. Enrollar y servir caliente.

Información nutricional por porción: Kcal: 450, Proteínas: 22.4g, Carbohidratos: 32.7g, Grasas: 28.5g

8.   Panqueques de Cereza

Ingredientes:

1 taza de harina común

2 huevos grandes

2 cucharadita de miel

1 cucharadita de extracto de vainilla

1 cucharadita de polvo de hornear

1 taza de leche, sin azúcar

5 cucharadas de crema agria

2 tazas de cerezas frescas, en mitades

2 cucharadas de aceite para freír

Preparación:

Combinar todos los ingredientes secos en un tazón grande. Mezclar bien y gentilmente añadir, batiendo, 1 taza de leche, 2 huevos y 1 cucharada de crema agria. Cubrir y dejar reposar por 7-10 minutos.

Mientras tanto, verter un poco de aceite en una sartén antiadherente mediana, y precalentar a fuego medio. Verter un poco de mezcla para panqueques en la sartén. Freír por 1 minuto de cada lado, o hasta que tomen un color dorado. Transferir a un plato.

En otro tazón, combinar 2 tazas de cerezas frescas con 5 cucharadas de crema agria. Poner esta mezcla en una procesadora y mezclar bien por 30 segundos. Cubrir cada panqueque con 2 cucharadas de la mezcla y servir.

Información nutricional por porción: Kcal: 510, Proteínas: 14.3, Carbohidratos: 87.5g, Grasas: 13.3g

9.   Avellanas asadas con Granos de trigo sarraceno

Ingredientes:

1 taza de granos de trigo sarraceno

2 tazas de leche descremada

1 cucharadita de extracto de avellana

¼ taza de avellanas asadas, molido

1 cucharada de miel

½ cucharadita de canela, molida

Preparación:

Hervir la leche a fuego medio. Agregar los granos de trigo sarraceno y reducir el fuego. Hervir a fuego lento por 10 minutos, revolviendo constantemente. Cuando espese, remover del fuego.

Añadir el extracto de avellanas, miel y canela molida. Dividir la mezcla equitativamente en tazón y cubrir con avellanas asadas.

Información nutricional por porción: Kcal: 140, Proteínas: 2.3g, Carbohidratos: 21.4g, Grasas: 5.2g

10.   Magdalenas de moras con nueces

Ingredientes:

½ taza de moras frescas

1 taza de harina común

½ taza de harina de arroz

½ taza de miel

1 cucharadita de polvo de hornear

¼ taza de nueces, molida

1 cucharadita de extracto de vainilla

2 huevos grandes

¼ taza de aceite de canola

1 taza de leche

1 taza de agua

Preparación:

Precalentar el horno a 660°F.

Mezclar todos los ingredientes secos en un tazón grande. Añadir, batiendo, los huevos, aceite de canola, leche y agua. Mezclar bien con una batidora eléctrica.

Dar forma a las magdalenas usando moldes.

Transferir a una fuente de hornear cubierta con papel de hornear. Cocinar por 20 minutos.

Servir con unas moras frescas o jalea de mora.

Información nutricional por porción: Kcal: 383, Proteínas: 7.4g, Carbohidratos: 65.5g, Grasas: 8.3g

11.   Semillas de chía con Yogurt Griego

Ingredientes:

1 taza de Yogurt Griego

3 cucharadas de semillas de chía

1 cucharadita de almendras molidas

1 cucharada de miel

Preparación:

Combinar 3 cucharadas de semillas de chía con 1 taza de yogurt griego.

Agregar 1 cucharadita de almendras molidas y 1 cucharada de miel.

Usar un tenedor o batidora eléctrica para obtener una mezcla suave. Verter en tazones o vasos para servir y refrigerar por 30 minutos.

Información nutricional por porción: Kcal: 150, Proteínas: 17.4g, Carbohidratos: 17.8g, Grasas: 3.2g

12. Ensalada de Pollo Dulce

Ingredientes:

4 piezas grandes de pechuga de pollo, sin hueso

1 cebolla mediana, trozada

1 ají picante pequeño

½ taza de caldo de pollo

¼ taza de jugo de naranja fresco

1 cucharadita de extracto de naranja

2 cucharadas de aceite de oliva

1 cucharadita de mezcla de sazón para barbacoa

1 taza de Lechuga iceberg, finamente trozados

1 cebolla morada pequeña, trozada

Preparación:

Calentar el aceite de oliva en una cacerola grande. Agregar las cebollas y freír por varios minutos, a temperatura media, hasta que doren.

Combinar los ajíes picantes, jugo de naranja y extracto de naranja. Mezclar bien en una procesadora por 20-30 segundos. Añadir esta mezcla a la cacerola y revolver bien. Reducir el fuego al mínimo.

Cubrir el pollo con mezcla de sazón para barbacoa y poner en la cacerola. Añadir el caldo de pollo y hervir. Cocinar a fuego medio hasta que el agua haya evaporado. Remover del Fuego.

Servir con la lechuga trozada y la cebolla morada.

Información nutricional por porción: Kcal: 172, Proteínas: 23.2g, Carbohidratos: 15.8g, Grasas: 15.6g

13.   Paella de Quínoa y Camarones

Ingredientes:

1 libra de camarones congelados, pelados y sin vaina

1 taza de quínoa seca

2 tazas de caldo de pollo

1 cebolla mediana, en cubos

2 dientes de ajo, molidos

1 cucharada de aceite de oliva

1 hoja de albahaca, finamente trozada

½ cucharadita de pimienta roja, molida

½ cucharadita de pimienta verde, molida

½ cucharadita de pimienta negra, molida

¼ cucharadita de sal marina

½ taza de tomates secos, trozados

1 taza de arroz negro

1 cucharadita de mezcla de sazón para mariscos

Preparación:

Usar las instrucciones del paquete para preparar la quínoa. Mientras tanto, lavar y colar los camarones. Rociarlos con una pizca de sal y dejarlos en la nevera.

En una cacerola grande, calentar el aceite de oliva a temperatura media. Añadir las cebollas y revolver bien. Freír por 5 minutos. Agregar el ajo y saltear por 1 minuto. Luego añadir la quínoa, camarones, caldo de pollo y especias. Tapar y dejar hervir. Reducir el fuego al mínimo y continuar cocinando por otros 10-15 minutos. No debe quedar líquido.

Verter 3 tazas de agua en una cacerola. Hervir y cocinar el arroz por 15 minutos a temperatura media, hasta que el agua evapore. Revolver ocasionalmente. Dejar a un lado.

Remover del fuego y añadir los tomates secos y el arroz cocido. Cubrir y dejar reposar por 5 minutos antes de servir.

Información nutricional por porción: Kcal: 402, Proteínas: 37.9g, Carbohidratos: 44.6g, Grasas: 9.6g

14.   Ravioles de Trigo Sarraceno y Espinaca

Ingredientes:

2 tazas de harina de trigo

1 taza de harina de arroz

2 tazas of agua

3 huevos de corral

3 claras de huevo

6 cucharadas de aceite de oliva

2 tazas de espinaca, trozada

1 taza de queso Cottage, desmenuzado

1 taza de yogurt

¼ cucharadita de sal

¼ cucharadita de pimienta

Preparación:

En un tazón grande, combinar el trigo y la harina de arroz, agua, huevos, claras de huevo, aceite de oliva y una pizca de sal. Hacer una masa suave. Cubrir y dejar reposar en un lugar tibio por 30 minutos.

Hervir brevemente la espinaca en agua salada, colar y trozar. Combinar con el queso Cottage, yogurt, sal y pimienta.

Amasar la masa bien fina, cortar círculos usando moldes y poner una cucharada de relleno en cada hemisferio. Poner una tapa de masa y apretar los lados con un tenedor para que el relleno no salga.

Cocinar los ravioles en agua hirviendo con un poco de sal y aceite de oliva. Debería llevar 15 minutos cocinarlos. Remover del fuego, colar y servir.

Información nutricional por porción: Kcal: 362, Proteínas: 15.2g, Carbohidratos: 59.8g, Grasas: 6.3g

15.   Parfait de Miel Dulce

Ingredientes:

2 cucharadas de polvo de cacao, molido

2 tazas de leche descremada

2 cucharadas de crema batida

¼ taza de miel

½ taza de almendras, tostadas

Preparación:

Calentar gentilmente la leche desnatada a fuego mínimo. Agregar la crema y revolver bien. ¡No dejar hervir! Remover del fuego y agregar el chocolate.

Revolver hasta que el chocolate se derrita. Dejar reposar y enfriar a un lado.

Agregar la miel y almendras. Revolver con la crema batida y dejar reposar durante la noche.

Servir.

Información nutricional por porción: Kcal: 321, Proteínas: 18.7g, Carbohidratos: 41.5g, Grasas: 11.7g

16.   Cubos de Coco

Ingredientes:

3 piezas grandes de pechuga de pollo, sin piel y sin hueso

1 taza de copos de coco, sin azúcar

½ taza de harina común

1 huevo grande

2 claras de huevo

1 taza de leche desnatada

¼ cucharadita de pimienta roja, molida

3 cucharadas de aceite de coco

Preparación:

Lavar y secar el pollo. Cortar en tiras de 1 pulgada de espesor. Rociar con pimienta y poner en un tazón grande.

Agregar la harina, leche, huevos y claras de huevo y revolver bien. Remojar el pollo en esta mezcla. Cubrir el pollo con el coco y sacar el exceso de mezcla.

Calentar el aceite de coco a temperatura media. Freír las tiras de pollo por 10 minutos. Remover de la sartén y servir.

Información nutricional por porción: Kcal: 257, Proteínas: 14.8g, Carbohidratos: 23.6g, Grasas: 11.7g

17. Ensalada Tibia de Calamar

Ingredientes:

2 libras calamar fresco, rebanado

¼ taza de aceite de oliva extra virgen

1 libra pechuga de pavo, rebanado finamente

½ cucharadita de sal marina

2 cucharadas de vinagre de sidra de manzana

1 puñado de lechuga fresca, despedazada

Un puñado de lechuga de cordero, despedazada

Un puñado de rúcula fresca, despedazada

½ cucharadita de pimienta blanca fresca, molida

Preparación:

Lavar y cortar el calamar longitudinalmente, usando un cuchillo afilado. Limpiar el interior y cortar en tiras. Dejar a un lado.

Lavar los verdes y combinar en un tazón grande. Agregar sal y pimienta y dejar a un lado.

Calentar aceite de oliva a temperatura media/alta y añadir la pechuga de pavo rebanada. Freír brevemente de ambos lados (3-4 minutos debería ser suficiente, pero depende del grosor de las rebanadas). Remover del fuego y añadir un poco de aceite de oliva. Calentar y agregar el calamar y un poco de sal. Cocinar por 10-15 minutos o hasta que ablande. Remover del Fuego.

Combinar la pechuga de pavo y el calamar con los verdes, agregar un poco más de aceite de oliva, sidra de manzana y pimienta. Revolver bien y servir inmediatamente.

Información nutricional por porción: Kcal: 240, Proteínas: 53.2g, Carbohidratos: 5.1g, Grasas: 25.5g

18.　Cuartos Traseros de Pavo en Ajo

Ingredientes:

10 cuartos traseros de pavo medianos

1 taza de caldo de pavo

2 cebolla medianas, trozadas

3 dientes de ajo, molidos

2 ají picante pequeños, trozados

¼ cucharadita de sal marina

¼ cucharadita de pimienta negra, molida

1 cucharadita de orégano seco, molido

¾ taza de harina común

1 taza de arroz negro

3 cucharadas de aceite de oliva

Preparación:

Lavar y secar los cuartos traseros del pavo. Dejar a un lado.

Combinar la sal, pimienta y orégano en un tazón pequeño. Rociar sobre el pavo. Cubrir el pavo con la harina.

Calentar aceite de oliva a fuego medio y freír el pavo por 5 minutos de cada lado. Remover de la sartén.

Agregar las cebollas y el ajo a la misma sartén y freír por 5 minutos, revolviendo constantemente. Agregar caldo de pavo y hervir.

Añadir el arroz y los ajíes picantes y cocinar por 10-15 minutos. Remover del fuego. Agregar los cuartos traseros de pavo, cubrir, y dejar reposar por 30 minutos antes de servir.

Información nutricional por porción: Kcal: 85, Proteínas: 12.6g, Carbohidratos: 9.7g, Grasas: 13.6g

19.   Fainá de Huevos y Almendra

Ingredientes:

1 taza de harina de almendra

4 cebollas, trozadas

2 huevos orgánicos

2 chiles rojos, trozados

1 cucharadita de pimienta

Menta fresca

2 chiles verdes, trozados

1 cucharadita de comino

Sal a gusto

Preparación:

Precalentar el horno a 350F. Combinar la harina de almendras, cebollas y chiles rojos. Añadir, batiendo, los huevos, y mezclar hasta que esté suave.

Rociar con comino, pimienta y sal. Revolver bien.

Poner en una fuente de hornear y cocinar por 10 minutos.

Servir Caliente.

20. Coles de Bruselas Blandas con Aceite de Oliva y Ajo

Ingredientes:

1 libra Coles de Bruselas, enteras

4 dientes de ajo, finamente trozados

¼ taza de aceite de oliva

½ cucharadita de sal marina

¼ cucharadita de pimienta negra, fresca molida

Preparación:

Precalentar el horno a 400°F.

Poner las coles de Bruselas en una cacerola con agua hirviendo. Reducir el fuego a medio y cocinar por 20 minutos o hasta que ablanden. Remover del fuego y poner en un tazón grande.

En otro tazón, combinar el aceite de oliva con ajo, sal y pimienta. Revolver bien y dejar a un lado.

Poner papel para hornear en una fuente y poner las coles en una capa. Cepillar con la mezcla de aceite de oliva y hornear por 20 minutos.

Servir caliente con el remanente de la mezcla de aceite de oliva.

Información nutricional por porción: Kcal: 129, Proteínas: 7g, Carbohidratos: 19g, Grasas: 13.8g

21.   Chuletas De Cordero Blandas en Jugo de Limón

Ingredientes:

3 libras de chuletas de cordero trozadas, sin hueso

1 taza de arroz risotto, (o arroz negro)

5 cucharadas de aceite de oliva

½ taza de jugo de limón

5 dientes de ajo, molidos

1 cucharadita de sal marina

½ cucharadita de pimienta negra, molida

Preparación:

Lavar y cortar las chuletas en cubos del tamaño de un bocado. Dejar a un lado.

Precalentar el horno a 350°F. Engrasar una fuente de hornear con 1 cucharada de aceite de oliva y poner la carne en ella.

En un tazón grande, combinar el aceite de oliva restante con jugo de limón, ajo, sal y pimienta. Usando una cuchara, poner el arroz a lo largo de toda la fuente. Verter la mezcla de jugo de limón sobre la carne y el arroz.

Hornear por unos 50 minutos y servir caliente.

Información nutricional por porción: Kcal: 350, Proteínas: 21.7g, Carbohidratos: 46.4g, Grasas: 12.3g

22.   Salmón Cremoso con Yogurt Griego

Ingredientes:

1 libra de salmón fresco, rebanado en trozos de 1 pulgada de espesor

1 taza de leche desnatada

3 huevos grandes

1 cucharadita de polvo de ajo

½ cucharadita de pimienta roja, molida

½ cucharadita de sal marina

1 taza de Yogurt Griego

1 cucharada de aceite de oliva

Preparación:

Combinar la leche, huevos, polvo de ajo, pimienta roja, sal y yogurt griego en un tazón. Poner las rebanadas de salmón en él, cubrir y dejar marinar por 1 hora.

Precalentar el horno a 350°F.

Tomar una fuente de hornear pequeña y engrasarla con aceite vegetal. Poner las rebanadas de salmón junto con la marinada en ella. Hornear por 35 minutos.

Remover del horno y cortar en 4 piezas iguales.

Servir caliente.

Información nutricional por porción: Kcal: 198, Proteínas: 31.5g, Carbohidratos: 3.6g, Grasas: 6.9g

23.   Chía Agria Con Champiñones

Ingredientes:

2 tazas de champiñones, trozados

1 taza de semillas de chía

2 libras de filetes de pollo, sin piel

1 1/3 taza de caldo de pollo

¼ taza de leche desnatada

1 cucharada de aceite de oliva

¾ cucharadita de sal marina

½ cucharadita de pimienta negra, molida

1 cucharadita de romero fresco, trozado

4 cucharadita de harina común

2 cucharadita de perejil fresco, trozado

Preparación:

Lavar y secar los filetes de pollo

Precalentar el horno a 350°F.

Poner las semillas de chía en una sartén, cubrir con agua y hervir. Cocinar por 20 minutos o hasta que ablande. Remover del fuego y colar.

Combinar sal, pimienta, aceite, leche desnatada y romero en un tazón. Usar un cepillo de cocina para esparcir esta mezcla sobre el pollo.

Poner los filetes de pollo al fondo de una fuente de hornear. Hacer otra capa con semillas de chía y champiñones.

Combinar el caldo de pollo con harina y verter sobre el pollo. Hornear por 35 minutos, hasta que dore. Remover de la fuente y rociar con perejil fresco. Servir caliente.

Información nutricional por porción: Kcal: 173, Proteínas: 25.7g, Carbohidratos: 12.5g, Grasas: 8.4g

24. Pechuga de Pavo Cremosa con Queso de Cabra

Ingredientes:

1 libra de pechuga de pavo trozada

½ taza de Yogurt Griego

½ taza de queso azul

½ taza de queso de cabra

3 claras de huevo

1 cucharada de curry molido

1 cucharadita de manteca de almendra

1 cucharadita de vinagre de manzana

1 cucharada de perejil seco

Spray para cocinar

8 rebanadas de pan de trigo integral (sin gluten)

Preparación:

En un tazón grande, combinar el yogurt griego con el queso azul, queso de cabra y claras de huevo. Aplastar bien con un tenedor y mezclar. Querrá obtener una mezcla suave. Añadir el curry molido y vinagre. Mezclar bien.

Rociar un poco de spray para cocinar en una sartén grande. Calentar a fuego medio. Añadir el pavo trozado y freír por unos 10 minutos, revolviendo constantemente. Agregar la mezcla de queso, manteca de almendra y perejil seco. Cocinar por unos 5 minutos, hasta que el queso se derrita. Remover del fuego.

Esparcir esta mezcla sobre las rebanadas de pan de trigo integral y servir.

Información nutricional por porción: Kcal: 412, Proteínas: 25.7g, Carbohidratos: 48.7g, Grasas: 12.8g

25.   Salchichas de Pavo con Espinaca

Ingredientes:

8 onzas de salchicha de pavo orgánica, sin carcasa y trozada

2 cucharadas de pimiento rojo, molido

2 cucharadas de cebollas, molida

½ taza espinaca bebé, finamente trozada

2 huevos de corral, revueltos

1 tomate mediano, rebanado

1 palta pequeña, pelada y sin carozo

2 tortillas

1 cucharada de aceite de oliva

Preparación:

Calentar el aceite en una cacerola a fuego medio/alto.

Cocinar la salchicha hasta que esté marrón y cocida. Remover el exceso de aceite y añadir las cebollas, pimiento rojo y espinaca. Saltear por 5 minutos o hasta que las cebollas y pimientos estén blandos y la espinaca marchita.

Agregar una capa de vegetales salteados a cada tortilla, y luego una capa de huevos revueltos, salchicha, rodajas de palta y tomates.

Doblar la tortilla para cubrir el relleno, y enrollar para formar el burrito.

Información nutricional por porción: Kcal: 364, Proteínas: 21.6g, Carbohidratos: 14.9g, Grasas: 24.2g

26.   Tortilla de Salmón Ahumado

Ingredientes:

1 cucharadita de ghi

4 huevos de corral, batidos

1 filete de salmón ahumado

1 tomate mediano, en cubos

1 cebolla pequeña, en cubos

½ palta madura, rebanada finamente

1 cucharada de cebolla verde, trozada

Preparación:

En una sartén a fuego medio/bajo, agregar el ghi. Revolver para cubrir bien y saltear las cebollas y tomates hasta que ablanden.

Añadir el salmón desmenuzado, cocinar por 3 minutos y transferir a un plato.

Verter los huevos batidos, revolver para esparcir bien en la sartén, y cubrir con los vegetales y salmón salteados.

Reducir el fuego al mínimo y tapar. Cocinar hasta que el fondo empiece a ennegrecer y los bordes se separen.

Poner en un plato para servir y dividir en dos porciones.

Cubrir con rodajas de palta y cebollas verdes trozadas.

Servir inmediatamente.

Información nutricional por porción: Kcal: 204, Proteínas: 18.3g, Carbohidratos: 13.4g, Grasas: 10.5g

27. Rollos de Vieiras

Ingredientes:

8 vieiras de ternera

2 calabacines medianos, cortados en cuartos

½ cucharada de polvo de ajo

3 cucharadas de vinagre balsámico

2 cucharadas de aceite de oliva extra virgen

1 cucharadita de sal

1 cucharadita de pimienta negra fresca, aplastada

Preparación:

Precalentar un grill a fuego medio y cepillar con aceite.

Aplastar las vieiras y ablandarlas con una maza, sazonar con sal y pimienta negra. Dejar a un lado.

Batir el vinagre balsámico y aceite de oliva en un tazón y dejar a un lado. Rociar los cuartos de calabacín con sal, pimienta y polvo de ajo, y grillar por 2 minutos de cada lado. Remover del grill.

Enrollar los calabacines con 1 vieira aplastada, y asegurar el borde con un palillo.

Cepillar los rollos con la mezcla de vinagre y aceite. Grillar por 3-4 minutos de cada lado. Remover del grill, transferir a un plato y remover el palillo.

Servir inmediatamente.

Información nutricional por porción: Kcal: 450, Proteínas: 22.6g, Carbohidratos: 72.6g, Grasas: 14.8g

28.   Salmón Horneado con Espárragos

Ingredientes:

2 filetes de salmón

1 cucharada de ghi

1 cucharadita de orégano seco, molido

½ cucharadita de sal

½ cucharadita de pimienta negra, molida

12 ramas de espárragos medianas

4 anillos de cebolla blanca

½ de limón orgánico, rebanado finamente

1 cucharadita de perejil fresco, trozado

Preparación:

Precalentar el horno a 400°F.

Sazonar los filetes con orégano, sal y pimienta de ambos lados, y cepillar con ghi.

Preparar 2 hojas de papel aluminio. Poner 6 ramas de espárragos en el centro de cada hoja y poner el filete encima. Cubrir con 2 rodajas de limón y cebolla, y enrollar el papel aluminio.

Poner en una fuente y hornear por 20 minutos. Remover del horno, transferir a un plato y dejar reposar 5 minutos.

Desenvolver el papel aluminio, transferir el salmón y espárragos a una fuente, y servir inmediatamente.

Información nutricional por porción: Kcal: 293, Proteínas: 29.6g, Carbohidratos: 24.7g, Grasas: 8.8g

29.   Pechuga de Pollo con Pimienta y Lima

Ingredientes:

6 pechugas de pollo de corral, sin piel ni hueso

1 taza de aceite de oliva extra virgen

4 cucharadas de jugo de limón

4 cucharadas de jugo de lima

1 cucharada de ajo, molido

½ taza de cebolla morada, en cubos

½ cucharadita de pimienta negra, molida

½ cucharadita de sal

Preparación:

Combinar los ingredientes de la marinada en un tazón grande. Poner el pollo en él y cubrir bien con la marinada. Tapar y dejar reposar por 12 horas en la nevera.

Precalentar el grill y cepillar con aceite.

Grillar la pechuga de pollo marinada por 10 minutos de cada lado. Cepillar el pollo con la marinada de vez en cuando para agregar sabor mientras se cocina.

Transferir a un plato y dejar reposar por 5 minutos antes de servir.

Información nutricional por porción: Kcal: 367, Proteínas: 50.1g, Carbohidratos: 9.5g, Grasas: 17.8g

30. Hamburguesas de Calabaza

Ingredientes:

1 taza de calabaza, rallada

1 taza de col rizada fresca, trozada

2 cucharadas de cebolla verde, trozada

¼ taza de harina común

3 huevos de corral

1 taza de queso de cabra blando

2 cucharadas de manteca clarificada

½ cucharadita de sal

½ cucharadita de pimienta negra, molida

Preparación:

Combinar la harina, sal y pimienta en un tazón, y añadir la calabaza rallada, cebollas verdes, col rizada y queso de cabra. Mezclar hasta que esté bien combinado.

Batir los huevos y agregarlos al tazón. Mezclar los ingredientes hasta que estén bien incorporados y dividir en

8 porciones. Aplastar cada porción con las manos para formar las hamburguesas.

Agregar la manteca a una sartén, a fuego medio/alto, y freír las hamburguesas por 3-4 minutos de cada lado.

Cuando todas estén listas, transferir a un plato y servir inmediatamente.

Información nutricional por porción: Kcal: 162, Proteínas: 8.8g, Carbohidratos: 30.6g, Grasas: 3.9g

31.   Ensalada de Atún con Tomates

Ingredientes:

2 tazas de atún en agua, colado y desmenuzado

1 cebolla pequeña, trozada

2 tomates maduros medianos, trozada

½ taza cilantro fresco, trozada

1 lima, exprimida

4 onza de queso de cabra blando

½ cucharadita de sal

½ cucharadita de pimienta negra, molida

Preparación:

Combinar los tomates, cebollas y cilantro en un tazón, y añadir el jugo de lima. Mezclar.

Desmenuzar el atún en piezas pequeñas, sazonar con sal y pimienta, y añadirlo a la mezcla de vegetales. Revolver para distribuir bien los ingredientes y transferir a tazones para servir.

Servir con queso de cabra trozado encima.

Información nutricional por porción: Kcal: 150, Proteínas: 15.7g, Carbohidratos: 11.5g, Grasas: 6.3g

32.   Hojas de Uva rellenas

Ingredientes:

½ libra hojas de uva

1 libra carne molida

2 cebolla medianas, en cubos

2 cucharadas de aceite de oliva

½ cucharadita de sal

1 cucharadita de menta, finamente trozados

¼ cucharadita de pimienta negra molida

Preparación:

Poner las hojas de uva en una cacerola con agua hirviendo y agregar una pizca de sal. Cocinar por 2 minutos. Lavar con agua fría y colar bien.

Poner la carne, cebollas, sal y pimienta en un tazón grande. Revolver bien para combinar.

Poner 2 cucharadas de la mezcla en el centro de cada hoja de uva. Enrollar bien. Repetir el proceso hasta haber usado todos los ingredientes.

Poner los rollos en una cacerola profunda. Añadir agua hasta cubrir completamente y agregar la menta fresca cortada finamente. Tapar y cocinar por 50 minutos.

Servir caliente.

Información nutricional por porción: Kcal: 207, Proteínas: 13.2g, Carbohidratos: 18.8g, Grasas: 30.2

33.   Carne China con Bambú

Ingredientes:

2 libras de carne molida

1 cabeza de repollo mediana, rallada

1 taza de brotes de bambú, cortados en juliana

1 pieza de 1 pulgada de jengibre fresco, cortado en juliana

3 cucharadas de ajo, molido

1 taza de caldo vegetal

½ taza de vieiras, rebanadas finamente

2 cucharadas de semillas de sésamo, tostadas

½ cucharadita de pimienta negra, molida

1 cucharadita de manteca

Preparación:

Poner la carne molida en una sartén a fuego medio/alto.

Cocinar por 6 a 8 minutos o hasta que dore. Agregar 2 cucharadas de ajo, cocinar por 3 minutos y añadir el jengibre y brotes de bambú. Sazonar a gusto con pimienta negra, verter ½ taza de caldo y las semillas de sésamo. Cocinar por otros 3 minutos revolviendo regularmente, y remover del fuego.

En una sartén separada, derretir la manteca a fuego medio/alto. Agregar el repollo, tapar y cocinar hasta que esté blando y marchito.

Destapar y añadir 1 cucharadita de ajo, cocinar por 3 minutos revolviendo ocasionalmente, y añadir ½ taza de caldo. Cocinar hasta que el caldo se haya reducido a la mitad y remover del fuego.

Poner el repollo en platos individuales y cubrir con la mezcla de carne molida cocida y brotes de bambú.

Servir inmediatamente.

Información nutricional por porción: 235, Proteínas: 12.5g, Carbohidratos: 7.9g, Grasas: 17.8g

34.   Chile y Queso Cottage

Ingredientes:

½ taza de queso Cottage

2 huevos

2 claras de huevo

1 cucharadita de polvo de ajo

¼ cucharadita de ají picante, molida

¼ cucharadita de sal

Spray para cocinar

Preparación:

Cubrir una sartén grande con un poco de spray para cocinar. Calentar a temperatura media. Añadir el queso Cottage, sal, ají picante molido y polvo de ajo. Cocinar por 3-4 minutos, revolviendo constantemente. Separar las claras de huevo de las yemas y agregar a la sartén. Romper los otros dos huevos en la sartén, revolver bien y cocinar por otros 2 minutos, hasta que los huevos estén cocidos. Remover del fuego y servir caliente.

Información nutricional por porción: 140, Proteínas: 26.6g, Carbohidratos: 35.8g, Grasas: 14.3g

35.   Donas de Trigo Sarraceno

Ingredientes:

1 ½ taza de harina de trigo sarraceno

½ taza de harina común

1 cucharadita de polvo de hornear

2 tazas de leche descremada

2 huevos grandes

½ taza de miel

½ cucharadita de canela, molida

2 cucharadas de manteca, derretida

aceite para freír

Para el glaseado:

½ taza de miel

2 cucharadas of cacao, en polvo

1 cucharadita de extracto de vainilla

¼ taza de leche

1 cucharadas de manteca, derretida

Preparación:

Combinar la harina de trigo sarraceno, harina común, polvo de hornear, miel y canela en un tazón grande. Romper 2 huevos en el tazón, añadir 2 tazas de leche y la manteca derretida. Mezclar bien usando una batidora eléctrica. Cubrir y dejar a un lado por 10-15 minutos. Rociar un poco de harina en una superficie plana. Amasar la masa y formar las donas. Si la mezcla está muy pegajosa, rociar con un poco más de harina.

Verter aceite en una sartén profunda (2-3 pulgadas) y calentar a fuego alto.

Mientras tanto, preparar el glaseado. Mezclar todos los ingredientes del glaseado en una sartén. Hervir y remover del fuego. Cubrir y dejar reposar.

Freír las donas por 2 minutos de cada lado a fuego alto. Remover de la sartén y sacar el exceso de aceite con papel de cocina.

Sumergir cada dona en un glaseado de chocolate y transferir a un plato.

Servir frío o caliente.

Información nutricional por porción: 92, Proteínas: 4.2g, Carbohidratos: 11.8g, Grasas: 2.4g

36.   Tostadas de Tomate

Ingredientes:

1 taza de tomates cherry, cortados al medio

1 taza de repollo morado, finamente trozado

2 piezas de pechuga de pollo, cortadas en piezas grandes

1 cucharadas de salsa de chile

1 taza de crema agria

½ cucharadita de sal

1 cucharadita de ajo, aplastado

1 cucharadita de perejil seco

¼ cucharadita de pimienta negra, molida

2 cucharadas de jugo de limón fresco

1 cucharada de miel

1 cucharada de orégano seco

3 cucharadas de aceite de oliva

4 tortillas

Preparación:

Calentar el aceite de oliva a fuego medio/alto. Primero querrá freír las tortillas, una por vez. Deberían quedar doradas y crujientes. Este proceso llevará 3-4 minutos para cada tortilla. Remover el exceso de aceite con papel de cocina.

Combinar los tomates y orégano y agregarlos a la sartén. Revolver bien y freír por 2-3 minutos, a fuego medio. Sazonar con sal y pimienta. Agregar el ajo, perejil y jugo de limón. Mezclar, reducir el fuego al mínimo, y añadir el pollo. Freír por 30 minutos, revolviendo ocasionalmente. Remover del fuego cuando la carne ablande y dore.

En un tazón, mezclar la col, crema agria, salsa de chile sin gluten y miel. Revolver hasta obtener una mezcla cremosa y suave.

Cubrir cada tortilla con la mezcla de pollo y aderezo de crema.

Servir caliente.

Información nutricional por porción: 140, Proteínas: 11.3 g, Carbohidratos: 9.7g, Grasas: 7.6g

37.   Palta asada

Ingredientes:

3 paltas medianas maduras, cortada al medio

6 huevos

3 cucharadas de aceite de oliva

2 cucharadita de romero seco

¼ cucharadita de sal

¼ cucharadita de pimienta negra, molida

Preparación:

Precalentar el horno a 350°F.

Cortar la palta por la mitad y remover la carne del centro. Poner un huevo en cada mitad de palta y rociar con romero, sal y pimienta. Engrasar una fuente con aceite de oliva y poner las mitades. Hornear por 15-20 minutos.

38.   Berenjenas Turcas con Almendras y Queso

Ingredientes:

2 berenjenas medianas

2 cebollas pequeñas, peladas y trozadas finamente

2 dientes de ajo, aplastados

Un puñado de perejil, finamente trozado

1 tomate mediano, pelado y trozado finamente

¼ cucharadita de sal

¼ cucharadita de pimienta negra, molida

½ taza de aceite de oliva extra virgen

1 hoja de albahaca, seca y molida

2 cucharadas de almendras, finamente trozadas

Preparación:

Precalentar el horno a 300 grados. Poner papel manteca sobre una fuente de hornear.

Rebanar las berenjenas por la mitad, longitudinalmente. Remover la carne y transferir a un tazón. Añadir un poco de sal y dejar reposar por 5 minutos.

Calentar aceite a fuego medio/alto. Freír brevemente las berenjenas, unos 3 minutos de cada lado, y remover. Usar papel de cocina para remover el exceso de aceite. Dejar a un lado.

Agregar las cebollas y ajo a la misma sartén. Freír por varios minutos y añadir los tomates. Mezclar bien y hervir a fuego lento hasta que los tomates ablanden. Agregar la pulpa de berenjena y el resto de los ingredientes. Cocinar por 5 minutos más y remover del fuego.

Rellenar las berenjenas con esta mezcla. Transferir a una fuente para hornear y cocinar por 15 minutos, o hasta que estén levemente marchitas.

Servir caliente con crema agria encima, pero esto es opcional.

Información nutricional por porción: Kcal: 260, Proteínas: 7.8g, Carbohidratos: 45.7g, Grasas: 8.9g

39.   Kebab de Yogurt

Ingredientes:

1 libra filete de costilla, carne magra, o carne de cordero

2 cebollas grandes, ralladas

5 cucharadas de aceite de oliva extra virgen

½ cucharadita de pimienta roja, aplastados

½ cucharadita de orégano seco

¼ cucharadita de sal

¼ cucharadita de pimienta negra molida

1 cucharada de salsa de tomate

2 tazas de agua tibia

1 tomate grande, rebanado en gajos

½ pimiento verde, trozado

1 taza de yogurt entero o crema agria (esto es opcional y puede ser reemplazado con algún producto no lácteo que tenga a mano)

Preparación:

Primero, poner las cebollas en una procesadora y mezclar hasta que estén suaves. Transferir el líquido de la procesadora a un tazón grande y remover la pulpa restante.

Cortar la carne en piezas del tamaño de un bocado.

Combinar las especias con dos cucharadas de aceite de oliva y cebollas. Revolver bien. Agregar la carne y mezclar. Cubrir con tapa y dejar a un lado.

Precalentar el aceite de oliva restante a fuego medio. Agregar la cebolla trozada y el ajo. Freír por varios minutos y reducir el fuego al mínimo. Añadir ½ taza de agua y cocinar por 40 minutos, revolviendo constantemente. Agregar más agua si es necesario. Si le gusta la comida picante, puede añadir una pizca de ají picante molido. Esto es opcional.

Mientras tanto, calentar 2 cucharadas de aceite de oliva y agregar la carne. Freír por 10 minutos y agregar la salsa de tomate y cebollas. Revolver bien y cocinar por otros 5 minutos. Dejar a un lado.

Cortar los vegetales en piezas del tamaño de un bocado y poner en u plato. Servir la carne encima y verter la salsa de tomate sobre ella. Servir con un poco de yogurt o crema agria, inmediatamente.

Información nutricional por porción: Kcal: 575, Proteínas: 29.7g, Carbohidratos: 68.5g, Grasas: 15.4g

40.   Ensalada de Camarones con Semillas de Calabaza

Ingredientes:

1 libra camarones, sin vaina

5 cucharadas de aceite de oliva extra virgen

1 cucharada de jugo de lima recién exprimido

Sal a gusto

1 onza semillas de calabaza

Un puñado de Lechuga iceberg, despedazada

Un puñado de radicheta, despedazada

Un puñado de rúcula, trozada

Un puñado de frisee, despedazada

Para el aderezo:

¼ taza de aceite de oliva extra virgen

¼ taza de jugo de limón recién exprimido

1 cucharadita de sal marina

½ cucharadita de pimienta blanca fresca, molida

Preparación:

Combinar los camarones con 5 cucharadas de aceite de oliva, jugo de lima y sal. Dejar reposar por 10 minutos.

Precalentar una sartén antiadherente grande a fuego medio/alto. Agregar los camarones y grillar por 10 minutos. Remover del fuego y combinar con los verdes en un tazón grande.

En un tazón pequeño, combinar los ingredientes del aderezo y revolver bien. Rociar sobre la ensalada y cubrir con semillas de calabaza.

Servir caliente.

Información nutricional por porción: Kcal: 275, Proteínas: 48.5g, Carbohidratos: 28.2g, Grasas: 21.3g

41.   Estofado de Pimiento Rojo

Ingredientes:

2 pimientos rojos grandes, sin semillas y trozados

2 tomates medianos, trozada

½ calabacín mediano, pelado y trozado

1 cebolla grande, pelado y trozado

2 dientes de ajo, aplastados

3 cucharadas de aceite de oliva

¼ cucharadita de sal

¼ cucharadita de pimienta negra, molida

Preparación:

Combinar los pimientos y tomates en un tazón grande.

Mientras tanto, calentar el aceite de oliva en una sartén a fuego medio/alto.

Agregar las cebollas y ajo, y freír hasta que trasluzcan. Añadir el calabacín trozado y freír por 5 minutos más, o hasta que ablande.

Finalmente, agregar los tomates y pimientos a la sartén. Reducir el fuego al mínimo y cocinar por 15 minutos más.

Me gusta agregar una muy pequeña cantidad de ají picante para un poco de sabor extra, pero si no le gusta la comida picante, evite esta parte.

Remover del fuego y servir inmediatamente.

Información nutricional por porción: Kcal: 85, Proteínas: 2.3g, Carbohidratos: 10.8g, Grasas: 32.5g

42.   Ensalada Colorida Fría-Tibia

Ingredientes:

2 filetes de pollo grandes, de 1 pulgada de espesor

7 onzas champiñones frescos, rebanados

2 pimientos medianos, trozados

1 cabeza de Lechuga iceberg, finamente trozada

5 onza de tomates cherry, en mitades

½ cucharadita de vinagre de sidra de manzana

½ de jugo de limón

1 cucharadita de sal

¼ cucharadita de pimienta negra, molida

4 cucharadas de aceite de oliva

½ taza de yogurt de almendra

Preparación:

Combinar los pimientos, tomates y lechuga en un tazón grande. Rociar con vinagre y aceite de oliva. Sazonar con sal y pimienta a gusto. Dejar a un lado.

Calentar el aceite de oliva en una sartén a fuego medio/alto. Agregar los champiñones y cocinar por 10 minutos, o hasta que el líquido evapore. Transferir los champiñones al tazón con vegetales.

Poner los filetes de pollo en la misma sartén. Freír por 4-5 minutos de cada lado. Remover del fuego y dejar a un lado.

Mientras tanto, poner la mezcla de vegetales en un plato. Cubrir con los filetes de pollo y rociar con un poco de jugo de limón y yogurt de almendra.

Información nutricional por porción: Kcal: 221, Proteínas: 17.2g, Carbohidratos: 4.8g, Grasas: 38.8g

43. Vegetales Hervidos con Aderezo de Ajo y Perejil

Ingredientes:

2 libras de vegetales frescos de su elección (Usé brócoli, col rizada, calabacín y zanahorias)

2 cebollas pequeñas, peladas y rebanadas

1 cucharadita de dientes de ajo, aplastados

2 hojas de albahaca secas

Aceite de oliva extra virgen

Para la salsa:

Un puñado de perejil, finamente trozado

4 dientes de ajo, enteros

¼ taza de crema agria (puede ser reemplazado con crema de almendra para un sabor extra)

Preparación:

Lavar y cortar los vegetales. Poner en una cacerola profunda y agregar suficiente agua para cubrir. Hervir y reducir el fuego a medio. Cocinar hasta que los vegetales ablanden. Remover del fuego y colar. Dejar enfriar por un rato y transferir a un plato. Rociar con aceite de oliva.

En un tazón pequeño, combinar la crema agria con perejil y ajo aplastado. Mezclar bien y usar para aderezar los vegetales.

Información nutricional por porción: Kcal: 105, Proteínas: 4.5g, Carbohidratos: 11.6g, Grasas: 6.3g

44.   Pinchos de Carne y Pollo

Ingredientes:

1 libra filete de flanco, trozada en piezas del tamaño de un bocado

1 libra pechuga de pollo, sin hueso y sin piel, trozado en piezas del tamaño de un bocado

2 pimientos pequeños, rebanado

1 cebolla grande, pelada y trozada

3.5 onzas champiñones, entera

½ cucharadita de sal

¼ cucharadita de pimienta negra, fresca molida

6 onzas espárragos frescos, enteros

½ taza más 3 cucharada de aceite de oliva extra virgen

1 yema de huevo

1 cucharadita de mostaza de Dijon

1 cucharadita jugo de limón

6-7 pinchos de madera, remojados en agua

Preparación:

Precalentar el grill a fuego medio/alto. En un tazón grande, combinar ½ taza de aceite de oliva con sal y pimienta. Remojar la carne trozada en esta mezcla y dejar reposar por 5-6 minutos.

Dividir la carne, cebolla, pimientos y champiñones en los pinchos y grillar por 7-10 minutos, cepillando constantemente con un poco de aceite de oliva.

Remover del fuego y dejar a un lado. Poner los espárragos en el mismo grill y cocinar por 4-5 minutos. Remover.

En un tazón pequeño, combinar la yema de huevo con tres cucharadas de aceite de oliva, mostaza y jugo de limón. Batir bien y servir con los pinchos y espárragos.

Información nutricional por porción: Kcal: 174, Proteínas: 32.2g, Carbohidratos: 14g, Grasas: 27.9g

45. Ensalada de Champiñones Tibia con Aderezo de Coco

Ingredientes:

1 libra champiñones, rebanados

1 cebolla morada, pelada y rebanada

Un puñado de radicheta, rallada

3 cucharadas de aceite de oliva

Para el aderezo:

½ taza de leche de coco

1 cucharada de aceite de coco

½ cucharadita de perejil seco

1 cucharada de jugo de limón recién exprimido

1 diente de ajo, aplastado

1 cucharadita de eneldo seco

1 cucharadita de mostaza de Dijon

½ cucharadita de sal marina

¼ cucharadita de pimienta negra

Preparación:

Batir juntos los ingredientes del aderezo, hasta obtener una mezcla suave y homogénea. Refrigerar por 30 minutos antes de usar.

Precalentar el aceite de oliva a fuego medio/alto. Freír los champiñones hasta que el líquido se haya evaporado. Remover del fuego y combinar con la radicheta y cebolla.

Rociar con aderezo y servir.

Información nutricional por porción: Kcal: 173, Proteínas: 35g, Carbohidratos: 12.4g, Grasas: 44.7g

46.   Omelette de Panceta y Queso Azul

Ingredientes:

1 onza de panceta, rebanado

3 huevos de corral

3 onzas de queso azul, desmenuzado

¼ taza de higos secos, finamente trozados

¼ taza de col rizada, finamente trozados

1 cucharada aceite de oliva

¼ cucharadita de vinagre balsámico

¼ cucharadita de sal

¼ cucharadita de pimienta negra, molida

Preparación:

Calentar un poco de aceite de oliva en una sartén a fuego medio/alto. Añadir la panceta y freír por 3-4 minutos hasta que esté crujiente. Remover la panceta y dejar a un lado la sartén.

Agregar la col rizada y 1 taza de agua a la sartén. Cubrir con una tapa y reducir el fuego a mínimo. Cocinar hasta que el agua evapore.

Combinar los higos secos, vinagre balsámico, aceite de oliva, sal y pimienta en un tazón. Mezclar bien y refrigerar hasta que sea necesario usarla.

Mientras tanto, batir los huevos gentilmente en otro tazón. Sazonar con pimienta y sal a gusto. Verter la mezcla de huevo y cocinar por 1 minuto. Añadir queso y continuar cocinando hasta que éste se haya derretido. Remover del fuego y poner el Omelette en un plato para servir.

Cubrir con la panceta crujiente. Rociar con la marinada.

Información nutricional por porción: Kcal 201, Proteínas 8.4g, Carbohidratos: 25.7g, Grasas: 14.7g

JUGOS

1.   Jugo de Manzana y Espinaca

Ingredientes:

1 manzana verde grande, sin centro

1 taza de menta fresca, en trozos

1 naranja grande, sin piel

1 puñado de espinaca fresca, en trozos

3 onzas de agua

Preparación:

Lavar la manzana y remover el centro. Trozar y dejar a un lado.

Pelar la naranja y dividirla en gajos. Dejar a un lado.

Combinar la menta y espinaca en un colador y lavar bajo agua fría. Colar y romper con las manos.

Combinar la manzana, naranja, menta y espinaca en una juguera, y pulsar. Transferir a un vaso y añadir el agua.

Agregar hielo antes de servir.

Información nutricional por porción: Kcal: 178, Proteínas: 4.4g, Carbohidratos: 54.5g, Grasas: 0.9g

2. Jugo de Coliflor y Cantalupo

Ingredientes:

1 taza de cabeza de coliflor

1 taza de cantalupo, en trozos

1 taza de albahaca fresca, en trozos

1 taza de col rizada fresca, en trozos

1 pepino grande

Preparación:

Recortar las hojas externas de la coliflor. Lavarla y trozarla. Rellenar un vaso medidor y reservar el resto en la nevera.

Cortar el cantalupo por la mitad. Remover las semillas y pulpa. Cortar dos gajos y pelarlos. Trozar y dejar a un lado. Reservar el resto en la nevera.

Combinar la albahaca y col rizada en un colador y lavar bajo agua fría. Colar y trozar.

Lavar el pepino y trozarlo. Dejar a un lado.

Combinar la coliflor, cantalupo, albahaca, col rizada y pepino en una juguera, y pulsar. Transferir a un vaso y añadir algunos cubos de hielo antes de servir.

Información nutricional por porción: Kcal: 132, Proteínas: 8.9g, Carbohidratos: 35.4g, Grasas: 1.7g

3.   Jugo de Palta y Lima

Ingredientes:

1 taza de palta, en trozos

1 lima grande, sin piel

1 naranja grande, sin piel

1 pepino grande

2 onzas de agua

Preparación:

Pelar la palta y cortarla por la mitad. Remover el carozo y trozar. Rellenar un vaso medidor y reservar el resto para otro jugo.

Pelar la naranja y dividirla en gajos. Dejar a un lado.

Pelar la lima y cortarla por la mitad. Dejar a un lado.

Lavar el pepino y cortarlo en rodajas gruesas. Dejar a un lado.

Combinar la palta, lima, naranja y pepino en una juguera, y pulsar. Transferir a un vaso y añadir el agua.

Agregar hielo y servir inmediatamente.

Información nutricional por porción: Kcal: 132, Proteínas: 8.9g, Carbohidratos: 35.4g, Grasas: 1.7g

4. Jugo Dulce de Ananá y Kiwi

Ingredientes:

1 taza de trozos de ananá

2 kiwis grandes, sin piel

1 limón grande, sin piel

1 zanahoria grande

1 manzana amarilla grande, sin centro

1 cucharada de miel líquida

Preparación:

Cortar la parte superior del ananá y pelarlo. Trozar y rellenar un vaso medidor. Reservar el resto en la nevera.

Pelar los kiwis y limón. Cortarlos por la mitad y dejar a un lado.

Lavar la zanahoria y cortarla en rodajas gruesas. Dejar a un lado.

Lavar la manzana y remover el centro. Trozar y dejar a un lado.

Procesar el ananá, kiwis, limón, zanahoria y manzana en una juguera. Transferir a un vaso y añadir la miel líquida.

Agregar hielo antes de servir.

Información nutricional por porción: Kcal: 132, Proteínas: 8.9g, Carbohidratos: 35.4g, Grasas: 1.7g

5.   Jugo de Espinaca y Calabaza

Ingredientes:

1 taza de calabaza, en cubos

1 taza de espinaca, en trozos

1 naranja grande, sin piel

1 pepino grande

1 rodaja de jengibre, 1 pulgada

Preparación:

Pelar la calabaza y remover las semillas. Cortar en cubos pequeños y reservar el resto en la nevera.

Lavar la espinaca bajo agua fría. Colar y romper con las manos. Dejar a un lado.

Pelar la naranja y dividirla en gajos. Dejar a un lado.

Lavar el pepino y cortarlo en rodajas gruesas. Dejar a un lado.

Pelar la raíz de jengibre y dejar a un lado.

Combinar la calabaza, espinaca, naranja, pepino y jengibre en una juguera y pulsar.

Añadir agua para ajustar el espesor. Agregar hielo y servir inmediatamente.

Información nutricional por porción: Kcal: 209, Proteínas: 14.8g, Carbohidratos: 61.6g, Grasas: 2.1g

6. Jugo de Pastel de Calabaza

Ingredientes:

2 tazas de calabaza, en trozos

2 tazas de arándanos agrios

2 naranjas grandes, sin piel

¼ cucharadita de canela, molida

¼ cucharadita de nuez moscada, molida

2 onzas de agua

Preparación:

Pelar la calabaza y cortarla por la mitad. Remover las semillas. Cortar dos gajos grandes y pelarlos. Trozar y rellenar un vaso medidor. Reservar el resto.

Poner los arándanos agrios en un colador y lavar bajo agua fría. Colar y dejar a un lado.

Pelar las naranjas y dividirlas en gajos. Dejar a un lado.

Combinar la calabaza, arándanos agrios y naranjas en una juguera, y pulsar. Transferir a un vaso y añadir la canela, nuez moscada y agua.

Agregar hielo y servir inmediatamente.

Información nutricional por porción: Kcal: 248, Proteínas: 6.6g, Carbohidratos: 82.7g, Grasas: 0.9g

7.   Jugo Rojo de Lima

Ingredientes:

1 taza de remolacha, recortada

3 limas grandes, sin piel

1 taza de berro

1 manzana verde grande, sin centro

1 pepino grande

Preparación:

Lavar las remolachas y recortar las puntas verdes. Trozar y dejar a un lado.

Pelar las limas y cortarlas por la mitad. Dejar a un lado.

Lavar el berro bajo agua fría. Colar y dejar a un lado.

Lavar la manzana y remover el centro. Trozar y dejar a un lado.

Lavar el pepino y cortarlo en rodajas gruesas. Dejar a un lado.

Combinar la remolacha, limas, berro, manzana y pepino en una juguera, y pulsar.

Añadir hielo y servir.

Información nutricional por porción: Kcal: 211, Proteínas: 6.4g, Carbohidratos: 63.5g, Grasas: 1.1g

8.   Jugo de Frutilla y Cereza

Ingredientes:

1 taza de frutillas frescas, en trozos

1 taza de cerezas frescas, sin carozo

1 limón grande, sin piel

1 cucharada de miel líquida

2 onzas de agua

Preparación:

Combinar las frutillas y cerezas en un colador y lavar bajo agua fría. Trozar las frutillas y dejar a un lado. Cortar las cerezas por la mitad y remover los carozos. Dejar a un lado.

Pelar el limón y cortarlo por la mitad. Dejar a un lado.

Combinar las frutillas, cerezas y limón en una juguera, y pulsar.

Transferir a un vaso y añadir la miel líquida y agua. Agregar hielo antes de servir.

Información nutricional por porción: Kcal: 195, Proteínas: 3.5g, Carbohidratos: 59.8g, Grasas: 1g

9.   Jugo de Brócoli y Naranja

Ingredientes:

2 tazas de brócoli, en trozos

2 naranjas grandes, sin piel

1 manzana Fuji pequeña, sin centro

3 cucharadas de albahaca fresca, en tornos

Un puñado de espinaca

Preparación:

Lavar el brócoli bajo agua fría y trozar. Dejar a un lado.

Pelar las naranjas y dividirlas en gajos. Dejar a un lado.

Lavar la manzana y remover el centro. Trozar y dejar a un lado.

Lavar la albahaca y espinaca en un colador. Romper con las manos y dejar a un lado.

Combinar el brócoli, naranjas, manzana, albahaca y espinaca en una juguera, y pulsar. Transferir a un vaso y servir inmediatamente.

Información nutricional por porción: Kcal: 195, Proteínas: 3.5g, Carbohidratos: 43.8g, Grasas: 1g

10.   Jugo de Vegetales Salado

Ingredientes:

1 tomate grande

1 pimiento rojo grande, en trozos

1 taza de pepino, en trozos

1 cebolla de verdeo, en trozos

¼ cucharadita de Sal Himalaya

3 onzas de agua

Preparación:

Poner el tomate en un tazón y cortarlo en cuartos. Reservar el jugo y dejar a un lado.

Lavar el pimiento y cortarlo por la mitad. Remover las semillas y trozar. Dejar a un lado.

Lavar el pepino y cortar en rodajas gruesas.

Lavar la cebolla de verdeo y trozarla. Dejar a un lado.

Combinar el tomate, pimiento, pepino y cebolla en una juguera, y pulsar.

Transferir a un vaso y añadir la sal, agua y jugo de tomate. Agregar algunos cubos de hielo antes de servir.

Información nutricional por porción: Kcal: 73, Proteínas: 3.7g, Carbohidratos: 20.1g, Grasas: 0.9g

11.   Jugo de Rábano y Puerro

Ingredientes:

3 rábanos medianos, recortados

3 puerros grandes, en trozos

1 manzana verde grande, sin centro

1 taza de col rizada, en trozos

1 pepino grande

Un puñado de espinaca fresca, en trozos

Preparación:

Lavar los rábanos y recortar las partes verdes. Trozar y dejar a un lado.

Lavar los puerros y trozar. Dejar a un lado.

Lavar la manzana y remover el centro. Trozar y dejar a un lado.

Lavar el pepino y cortarlo en rodajas gruesas. Dejar a un lado.

Combinar la col rizada y espinaca en un colador. Lavar bajo agua fría y romper con las manos.

Procesar los rábanos, puerro, manzana, col rizada, pepino y espinaca en una juguera. Transferir a un vaso y añadir hielo antes de servir.

Información nutricional por porción: Kcal: 315, Proteínas: 10.4g, Carbohidratos: 85.3g, Grasas: 2.2g

12.   Jugo de Damasco y Frambuesa

Ingredientes:

1 taza de damascos, sin carozo y en trozos

1 taza de frambuesas

1 limón grande, sin piel

1 taza de pepino, en trozos

1 naranja mediana, sin piel

2 onzas de agua

Preparación:

Lavar los damascos y cortarlos por la mitad. Remover los carozos y trozar. Rellenar un vaso medidor y reservar el resto para otro jugo.

Poner las frambuesas en un colador y lavar bajo agua fría. Colar y dejar a un lado.

Pelar el limón y cortarlo por la mitad. Dejar a un lado.

Pelar la naranja y dividirla en gajos. Dejar a un lado.

Combinar los damascos, frambuesas, limón y naranja en una juguera, y pulsar.

Transferir a un vaso y añadir el agua. Agregar hielo y servir inmediatamente.

Información nutricional por porción: Kcal: 166, Proteínas: 6g, Carbohidratos: 55.7g, Grasas: 1.8g

13.   Jugo de Zapallo y Espárragos

Ingredientes:

1 taza de espárragos frescos, recortados

1 taza de zapallo calabaza, en trozos

1 gajo de melón dulce grande, sin piel

1 zanahoria grande

1 kiwi grande, sin piel

1 pepino grande

Preparación:

Lavar los espárragos y recortar las puntas. Trozar y dejar a un lado.

Lavar el zapallo calabaza y cortarlo por la mitad. Remover las semillas, trozar y rellenar un vaso medidor. Reservar el resto para otro jugo.

Cortar el melón por la mitad. Remover las semillas. Cortar un gajo grande y pelarlo. Trozar y rellenar un vaso medidor. Envolver el resto en film y refrigerar.

Pelar el kiwi y cortarlo por la mitad. Dejar a un lado.

Lavar la zanahoria y pepino y cortarlos en rodajas grandes. Dejar a un lado.

Procesar los espárragos, zapallo calabaza, melón, zanahoria, kiwi y pepino en una juguera.

Transferir a un vaso y añadir hielo antes de servir.

Información nutricional por porción: Kcal: 183, Proteínas: 8.5g, Carbohidratos: 52.6g, Grasas: 1.6g

14.   Jugo de Kiwi y Calabacín

Ingredientes:

3 kiwis grandes, sin piel

1 calabacín grande, sin semillas

1 lima grande, sin piel

1 taza de semillas de granada

1 naranja grande, sin piel

Preparación:

Pelar los kiwis y cortarlos por la mitad. Dejar a un lado.

Lavar el calabacín y cortarlo por la mitad. Remover las semillas, trozar y dejar a un lado.

Pelar la lima y cortarla por la mitad. Dejar a un lado.

Cortar la parte superior de la granada y deslizar hacia las membranas blancas. Remover las semillas a un vaso medidor y dejar a un lado.

Pelar la naranja y dividirla en gajos. Dejar a un lado.

Procesar los kiwis, calabacín, lima, semillas de granada y naranja en una juguera.

Transferir a un vaso y añadir cubos de hielo antes de servir.

Información nutricional por porción: Kcal: 183, Proteínas: 8.5g, Carbohidratos: 52.6g, Grasas: 1.6g

15.   Jugo de Menta

Ingredientes:

2 limones grandes, sin piel

1 lima grande, sin piel

2 naranjas grandes, sin piel

1 taza de menta fresca, en trozos

¼ cucharadita de extracto de menta puro

Preparación:

Pelar los limones y lima. Cortarlos por la mitad y dejar a un lado.

Pelar la naranja y dividirla en gajos. Dejar a un lado.

Poner la menta en un colador y lavar bajo agua fría. Colar y romper con las manos. Dejar a un lado.

Información nutricional por porción: Kcal: 178, Proteínas: 5.8g, Carbohidratos: 61.5g, Grasas: 1.1g

16.   Jugo de Mango y Arándanos

Ingredientes:

1 taza de trozos de mango

1 taza de arándanos

1 pepino grande

1 manzana verde mediana, sin centro

2 onzas de agua

Preparación:

Lavar el mango y trozarlo. Rellenar un vaso medidor y reservar el resto para otro jugo. Dejar a un lado.

Poner los arándanos en un colador y lavar bajo agua fría. Colar y dejar a un lado.

Lavar la manzana y remover el centro. Trozar y dejar a un lado.

Combinar el mango, arándanos y manzana en una juguera, y pulsar.

Transferir a un vaso y añadir el agua. Agregar hielo antes de servir.

Información nutricional por porción: Kcal: 178, Proteínas: 5.8g, Carbohidratos: 61.5g, Grasas: 1.1g

17.   Jugo de Vainilla y Melón

Ingredientes:

1 taza de sandía, sin semillas

1 taza de cantalupo, sin semillas

1 manzana verde grande, sin centro

1 banana mediana

¼ cucharadita de extracto de vainilla

2 onzas de agua

Preparación:

Cortar la sandía por la mitad. Para una taza, necesitará un gajo grande. Pelar y trozar. Remover las semillas y dejar a un lado. Reservar el resto.

Cortar el cantalupo por la mitad. Remover las semillas y pulpa. Cortar dos gajos y pelarlos. Trozar y dejar a un lado. Reservar el resto en la nevera.

Lavar la manzana y remover el centro. Trozar y dejar a un lado.

Pelar la banana y trozarla. Dejar a un lado.

Combinar la sandía, cantalupo, manzana y banana en una juguera, y pulsar.

Transferir a un vaso y añadir el extracto de vainilla y agua. Agregar hielo y servir inmediatamente.

Información nutricional por porción: Kcal: 294, Proteínas: 4.6g, Carbohidratos: 83.3g, Grasas: 1.3g

18.   Jugo de Zanahoria y Lechuga

Ingredientes:

4 zanahoria grandes

1 taza de lechuga roja, en trozos

1 limón grande, sin piel

1 manzana roja grande, sin centro

Preparación:

Lavar las zanahorias y cortarlas en rodajas gruesas. Dejar a un lado.

Lavar la lechuga bajo agua fría. Romper con las manos y dejar a un lado.

Pelar el limón y cortarlo por la mitad. Dejar a un lado.

Lavar la manzana y remover el centro. Trozar y dejar a un lado.

Procesar las zanahorias, lechuga, limón y manzana en una juguera. Transferir a un vaso y añadir hielo antes de servir.

Información nutricional por porción: Kcal: 231, Proteínas: 4.4g, Carbohidratos: 70g, Grasas: 1.4g

19.   Jugo Picante de Tomate

Ingredientes:

2 tomates Roma grandes

1 tallo de apio grande

1 taza de pepino, en rodajas

¼ cucharadita de Sal Himalaya

¼ cucharadita de pimienta negra, molida

¼ cucharadita de Pimienta cayena, molida

Preparación:

Poner el tomate en un tazón mediano. Cortar en cuartos y reservar el jugo. Dejar a un lado.

Lavar el apio y trozarlo. Dejar a un lado.

Lavar el pepino y cortarlo en rodajas gruesas. Dejar a un lado.

Combinar el tomate, apio y pepino en una juguera, y pulsar.

Transferir a un vaso y añadir la sal, pimienta y pimienta cayena.

Agregar hielo antes de servir.

Información nutricional por porción: Kcal: 61, Proteínas: 3.9g, Carbohidratos: 17.9g, Grasas: 0.9g

20.   Jugo de Proteína y Alcachofa

Ingredientes:

1 cabeza de alcachofa grande

1 lima grande, sin piel

1 taza de col rizada, en trozos

1 pepino grande

Un puñado de espinaca, en trozos

Preparación:

Recortar las hojas externas de la alcachofa. Trozar y dejar a un lado.

Pelar la lima y cortarla por la mitad. Dejar a un lado.

Lavar la col rizada y espinaca bajo agua fría. Colar y romper con las manos. Dejar a un lado.

Lavar el pepino y cortarlo en rodajas gruesas. Dejar a un lado.

Combinar la alcachofa, lima, col rizada, pepino y espinaca en una juguera, y pulsar.

Transferir a un vaso y añadir hielo antes de servir.

Información nutricional por porción: Kcal: 117, Proteínas: 11.1g, Carbohidratos: 38.6g, Grasas: 1.3g

21. Jugo Salado de Pimiento

Ingredientes:

1 pimiento rojo grande, sin semillas

1 pimiento verde grande, sin semillas

1 bulbo de hinojo grande

1 zanahoria grande

1 taza de Acelga, en trozos

¼ cucharadita de Pimienta cayena, molida

¼ cucharadita de sal

Preparación:

Lavar los pimientos y cortarlos por la mitad. Remover las semillas y cortar en rodajas finas. Dejar a un lado.

Lavar el bulbo de hinojo y recortar las capas marchitas. Trozar y dejar a un lado.

Lavar la zanahoria y cortarla en rodajas gruesas. Dejar a un lado.

Lavar la acelga bajo agua fría. Colar y trozar. Rellenar un vaso medidor y reservar el resto. Dejar a un lado.

Combinar los pimientos, hinojo, zanahoria y acelga en una juguera, y pulsar. Transferir a un vaso y añadir algunos cubos de hielo antes de servir.

Información nutricional por porción: Kcal: 130, Proteínas: 7.2g, Carbohidratos: 42.8g, Grasas: 1.4g

22.   Jugo Dulce de Arándanos

Ingredientes:

1 taza de arándanos

1 limón grande, sin piel

1 naranja grande, sin piel

1 manzana verde grande, sin centro

1 cucharada de miel líquida

Preparación:

Poner los arándanos en un colador y lavar bajo agua fría. Colar y dejar a un lado.

Pelar el limón y cortarlo por la mitad. Dejar a un lado.

Pelar la naranja y dividirla en gajos. Dejar a un lado.

Lavar la manzana y remover el centro. Trozar y dejar a un lado.

Combinar los arándanos, limón, naranja y manzana en una juguera, y pulsar.

Transferir a un vaso y añadir la miel líquida.

Agregar algunos cubos de hielo o refrigerar antes de servir.

Información nutricional por porción: Kcal: 305, Proteínas: 4.3g, Carbohidratos: 76.5g, Grasas: 1.3g

23.   Jugo de Col Rizada y Puerro

Ingredientes:

3 tazas de col rizada, en trozos

3 puerros grandes

1 taza de brócoli, en trozos

1 pepino grande

1 rodaja de jengibre pequeña, de 1 pulgada

Preparación:

Lavar la col rizada bajo agua fría usando un colador. Colar y trozar. Dejar a un lado.

Lavar los puerros y trozarlos. Dejar a un lado.

Lavar el brócoli y trozarlo. Rellenar un vaso medidor y reservar el resto para otro jugo.

Lavar el pepino y cortarlo en rodajas gruesas. Dejar a un lado.

Pelar la rodaja de jengibre y dejar a un lado.

Procesar la col rizada, puerros, brócoli, pepino y jengibre en una juguera.

Transferir a un vaso y refrigerar 30 minutos antes de servir.

Información nutricional por porción: Kcal: 275, Proteínas: 17.2g, Carbohidratos: 72.7g, Grasas: 3.3g

24. Jugo de Remolacha y Granada

Ingredientes:

2 remolachas grandes, recortada

1 taza de semillas de granada

1 pepino grande

1 nudo de jengibre pequeño, de 1 pulgada

2 onzas de agua

Preparación:

Lavar las remolachas y recortar las puntas verdes. Trozar y dejar a un lado.

Cortar la parte superior de la granada y deslizar hacia las membranas blancas. Remover las semillas a un vaso medidor y dejar a un lado.

Lavar el pepino y cortarlo en rodajas gruesas. Dejar a un lado.

Pelar el nudo de jengibre y dejar a un lado.

Procesar las remolachas, semillas de granada, pepino y jengibre en una juguera.

Transferir a un vaso y añadir algunos cubos de hielo o refrigerar antes de servir.

Información nutricional por porción: Kcal: 180, Proteínas: 7.4g, Carbohidratos: 51.7g, Grasas: 1.8g

25. Jugo de Ananá y Miel

Ingredientes:

1 taza de ananá, en trozos

1 taza de damascos, sin carozo y por la mitad

1 pepino grande

1 cucharada de miel líquida

2 onzas de agua

Preparación:

Cortar la parte superior del ananá y pelarlo. Trozar y rellenar un vaso medidor. Reservar el resto en la nevera.

Lavar los damascos y cortarlos por la mitad. Remover los carozos y trozar. Rellenar un vaso medidor y reservar el resto para otro jugo.

Lavar el pepino y cortarlo en rodajas gruesas. Dejar a un lado.

Combinar el ananá, damascos y pepino en una juguera, y pulsar.

Transferir a un vaso y añadir la miel líquida y agua.

Agregar hielo antes de servir.

Información nutricional por porción: Kcal: 234, Proteínas: 5g, Carbohidratos: 49.8g, Grasas: 1.1g

26.   Jugo de Melón

Ingredientes:

2 gajo de melón dulce grandes

1 limón grande, sin piel

1 manzana verde grande, sin centro

1 naranja mediana, sin piel

2 onzas de agua

Preparación:

Cortar el melón por la mitad. Remover las semillas y cortar dos gajos grandes. Pelar, trozar y rellenar un vaso medidor. Envolver el resto en la nevera.

Pelar el limón y cortarlo por la mitad. Dejar a un lado.

Lavar la manzana y remover el centro. Trozar y dejar a un lado.

Pelar la naranja y dividirla en gajos. Dejar a un lado.

Combinar el melón, limón, manzana y naranja en una juguera, y pulsar. Transferir a un vaso y añadir hielo antes de servir.

Información nutricional por porción: Kcal: 263, Proteínas: 4.5g, Carbohidratos: 77.9g, Grasas: 1.1g

27.   Jugo de Puerro y Espárragos

Ingredientes:

2 puerros grandes

1 taza de espárragos, recortados

1 taza de calabaza amarilla, en trozos

1 taza de Lechuga romana, en trozos

2 cucharadas de perejil fresco, picado

1 pepino grande

Preparación:

Lavar los puerros y trozar. Dejar a un lado.

Lavar los espárragos y recortar las puntas. Trozar y dejar a un lado.

Pelar la calabaza y cortarla por la mitad. Remover las semillas. Cortar un gajo grande y pelarlo. Trozar y rellenar un vaso medidor. Reservar el resto para otro jugo.

Combinar la lechuga y perejil en un colador y lavar bajo agua fría. Colar y trozar.

Lavar el pepino y cortarlo en rodajas gruesas. Dejar a un lado.

Procesar los puerros, espárragos, calabaza, lechuga, perejil y pepino en una juguera. Transferir a un vaso y añadir hielo, o refrigerar 20 minutos antes de servir.

Información nutricional por porción: Kcal: 185, Proteínas: 9.5g, Carbohidratos: 50.8g, Grasas: 1.3g

28.   Jugo de Batata y Cúrcuma

Ingredientes:

1 taza de batata, en trozos

2 zanahoria grandes

1 cabeza de coliflor pequeña

¼ cucharadita de cúrcuma, molida

¼ cucharadita de Sal Himalaya

3 onzas de agua

Preparación:

Pelar la batata y trozarla. Rellenar un vaso medidor y reservar el resto para otro jugo.

Lavar las zanahorias y cortar en rodajas finas. Dejar a un lado.

Recortar las hojas externas de la coliflor. Lavar y trozar. Dejar a un lado.

Combinar la batata, zanahorias y coliflor en una juguera, y pulsar.

Transferir a un vaso y añadir la cúrcuma, sal y agua.

Refrigerar 30 minutos antes de servir.

Información nutricional por porción: Kcal: 187, Proteínas: 8.5g, Carbohidratos: 53.7g, Grasas: 1.1g

29.   Jugo de Vainilla y Frutilla

Ingredientes:

1 taza de frutillas, por la mitad

1 naranja grande, sin piel

1 manzana verde pequeña, sin centro

3 onzas de agua de coco

¼ cucharadita de extracto de vainilla

Preparación:

Poner las frutillas en un colador y lavar bajo agua fría. Colar y cortar por la mitad. Dejar a un lado.

Pelar la naranja y dividirla en gajos. Dejar a un lado.

Lavar la manzana y remover el centro. Trozar y dejar a un lado.

Combinar las frutillas, naranja y manzana en una juguera, y pulsar.

Transferir a un vaso y añadir hielo antes de servir.

Información nutricional por porción: Kcal: 211, Proteínas: 3.5g, Carbohidratos: 58g, Grasas: 0.9g

30. Jugo Tropical de Verano

Ingredientes:

1 taza de papaya, en trozos

1 taza de mango, en trozos

1 naranja grande, sin piel

1 lima grande, sin piel

3 onzas de agua de coco

1 cucharada de miel

Preparación:

Pelar la papaya y cortarla por la mitad. Remover las semillas negras. Trozar y rellenar un vaso medidor. Reservar el resto.

Lavar el mango y trozarlo. Dejar a un lado.

Pelar la naranja y dividirla en gajos. Dejar a un lado.

Pelar la lima y cortarla por la mitad. Dejar a un lado.

Combinar la papaya, mango, naranja y lima en una juguera, y pulsar.

Transferir a un vaso y añadir el agua de coco y miel. Agregar hielo antes de servir.

Información nutricional por porción: Kcal: 295, Proteínas: 3.9g, Carbohidratos: 75g, Grasas: 1.2g

31.   Jugo de Acelga y Col Rizada

Ingredientes:

2 tazas de Acelga, en trozos

1 taza de col rizada, en trozos

1 lima grande, sin piel

1 pepino grande

1 taza de verdes de remolacha, en trozos

1 taza de Lechuga romana, en trozos

¼ cucharadita de Sal Himalaya

Preparación:

Combinar la acelga, lechuga y col rizada en un colador, y lavar bajo agua fría. Colar y romper con las manos. Dejar a un lado.

Pelar la lima y cortarla por la mitad. Dejar a un lado.

Lavar el pepino y cortarlo en rodajas gruesas. Dejar a un lado.

Lavar los verdes de remolacha y trozar. Rellenar un vaso medidor y reservar el resto.

Combinar la acelga, lechuga, col rizada, lima, pepino y verdes de remolacha en una juguera, y pulsar.

Transferir a un vaso y añadir la sal. Agregar hielo y servir inmediatamente.

Información nutricional por porción: Kcal: 88, Proteínas: 7.7g, Carbohidratos: 26.3g, Grasas: 1.3g

32.   Jugo de Ciruela Dulce

Ingredientes:

3 ciruelas grandes, sin carozo

1 manzana dulce grande, sin centro

1 naranja grande, sin piel

1 rodaja de jengibre pequeña, de 1 pulgada

2 onzas de agua

Preparación:

Lavar las ciruelas y cortarlas por la mitad. Remover los carozos y trozar. Dejar a un lado.

Lavar la manzana y remover el centro. Trozar y dejar a un lado.

Pelar la naranja y dividirla en gajos. Dejar a un lado.

Pelar la raíz de jengibre y dejar a un lado.

Combinar las ciruelas, manzana, naranja y jengibre en una juguera, y pulsar. Transferir a un vaso y añadir hielo antes de servir.

Información nutricional por porción: Kcal: 88, Proteínas: 7.7g, Carbohidratos: 26.3g, Grasas: 1.3g

33.　Jugo de Verdes de Ensalada y Brócoli

Ingredientes:

2 tazas de verdes de ensalada, en trozos

2 tazas de brócoli, en trozos

1 taza de albahaca fresca, en trozos

1 pepino grande

¼ cucharadita de Sal Himalaya

2 onzas de agua

Preparación:

Combinar los verdes de ensalada y albahaca en un colador. Lavar bajo agua fría y colar. Trozar y dejar a un lado.

Lavar el brócoli y trozar. Dejar a un lado.

Lavar el pepino y cortarlo en rodajas gruesas. Dejar a un lado.

Combinar los verdes de ensalada, albahaca, brócoli y pepino en una juguera, y pulsar. Transferir a un vaso y añadir hielo antes de servir.

Información nutricional por porción: Kcal: 97, Proteínas: 10.1g, Carbohidratos: 27.5g, Grasas: 1.6g

34.   Jugo de Moras y Kiwi

Ingredientes:

2 tazas de moras

2 kiwis grandes, sin piel

1 manzana Fuji grande, sin centro

1 taza de sandía, sin semillas

2 onzas de agua de coco

Preparación:

Lavar los arándanos bajo agua fría usando un colador. Colar y dejar a un lado.

Pelar los kiwis y cortarlos por la mitad. Dejar a un lado.

Lavar la manzana y remover el centro. Trozar y dejar a un lado.

Cortar la sandía por la mitad. Cortar un gajo grande y pelarlo. Trozar y remover las semillas. Rellenar un vaso medidor y refrigerar el resto para otro jugo.

Combinar los arándanos, kiwis, manzana y sandía en una juguera, y pulsar. Transferir a un vaso y añadir el agua de coco.

Agregar hielo y servir inmediatamente.

Información nutricional por porción: Kcal: 315, Proteínas: 7.2g, Carbohidratos: 97.9g, Grasas: 2.8g

35.   Jugo de Rábano y Rúcula Salado

Ingredientes:

5 rábanos grandes, recortados

1 taza de rúcula, en trozos

1 puerro grande, en trozos

1 pimiento verde grande, sin semillas

1 pepino grande

¼ cucharadita de Sal Himalaya

Preparación:

Lavar los rábanos y recortar las partes verdes. Trozar y dejar a un lado.

Lavar la rúcula bajo agua fría y romper con las manos. Dejar a un lado.

Lavar el puerro y trozarlo. Dejar a un lado.

Lavar el pimiento y cortarlo por la mitad. Remover las semillas y trozar. Dejar a un lado.

Lavar el pepino y trozarlo. Dejar a un lado.

Procesar los rábanos, rúcula, puerro, pimiento y pepino en una juguera. Transferir a un vaso y añadir la sal. Refrigerar 20 minutos antes de servir.

Información nutricional por porción: Kcal: 130, Proteínas: 7.9g, Carbohidratos: 37.8g, Grasas: 1.1g

36.   Jugo Cítrico de Palta

Ingredientes:

1 taza de trozos de palta

1 pepino grande

1 lima grande, sin piel

1 limón grande, sin piel

2 onzas de agua

Preparación:

Pelar la palta y cortar por la mitad. Remover el carozo y trozar. Rellenar un vaso medidor y reservar el resto para otro jugo.

Lavar el pepino y cortarlo en rodajas gruesas. Dejar a un lado.

Pelar la lima y limón. Cortarlos por la mitad y dejar a un lado.

Combinar la palta, pepino, lima y limón en una juguera, y pulsar.

Transferir a un vaso y añadir el agua. Agregar hielo antes de servir, o refrigerar 30 minutos.

Información nutricional por porción: Kcal: 260, Proteínas: 5.8g, Carbohidratos: 32.8g, Grasas: 22.5g

37.   Jugo de Uvas Rojas y Cereza

Ingredientes:

2 tazas de uvas rojas

1 taza de cerezas, sin carozo

1 manzana Fuji mediana, sin centro

2 cucharadas de menta fresca, en trozos

1 cucharada de miel líquida

2 onzas de agua

Preparación:

Combinar las uvas y cerezas en un colador grande. Lavar bajo agua fría y colar. Cortar las cerezas por la mitad y remover los carozos. Dejar a un lado.

Lavar la manzana y remover el centro. Trozar y dejar a un lado.

Lavar la menta y trozarla. Dejar a un lado.

Combinar las uvas, cerezas, manzana y menta en una juguera, y pulsar.

Transferir a un vaso y añadir hielo antes de servir.

Información nutricional por porción: Kcal: 369, Proteínas: 3.5g, Carbohidratos: 104g, Grasas: 1.4g

38. Jugo de Jengibre y Durazno

Ingredientes:

2 duraznos grandes, sin carozo y en trozos

1 manzana dulce mediana, sin centro

1 naranja grande, sin piel

1 rodaja de jengibre pequeña, de 1 pulgada

1 cucharada de miel

2 onzas de agua

Preparación:

Lavar los duraznos y cortarlos por la mitad. Remover los carozos y trozar.

Lavar la manzana y remover el centro. Trozar y dejar a un lado.

Pelar la naranja y dividirla en gajos. Dejar a un lado.

Pelar la rodaja de jengibre y dejar a un lado.

Procesar los duraznos, manzana, naranja y jengibre en una juguera.

Transferir a vasos y añadir la miel y agua.

Agregar hielo antes de servir.

Información nutricional por porción: Kcal: 323, Proteínas: 5.6g, Carbohidratos: 97.4g, Grasas: 1.4g

39.   Juego de Calabacín y Zanahoria

Ingredientes:

2 calabacines grandes, en trozos

1 zanahoria grande

1 taza de repollo morado, en trozos

1 pimiento rojo grande, sin semillas

¼ cucharadita de Sal Himalaya

Preparación:

Pelar los calabacines y cortarlos por la mitad. Remover las semillas y trozar. Dejar a un lado.

Lavar la zanahoria y cortarla en rodajas gruesas. Dejar a un lado.

Lavar el repollo bajo agua fría y trozarlo. Rellenar un vaso medidor y reservar el resto para otro jugo.

Lavar el pimiento y cortarlo por la mitad. Remover las semillas y trozar.

Combinar el calabacín, zanahoria, repollo y pimiento en una juguera, y pulsar.

Agregar algunos cubos de hielo antes de servir.

Información nutricional por porción: Kcal: 163, Proteínas: 11.4g, Carbohidratos: 43.4g, Grasas: 2.8g

40.   Jugo de Cereza, Tomate y Romero

Ingredientes:

1 taza de tomates cherry

2 tazas de verdes de remolacha

1 pimiento rojo grande, sin semillas

1 taza de apio, en trozos

1 rama de romero pequeña

Preparación:

Lavar los tomates cherry y ponerlos en un tazón. Cortarlos por la mitad y rellenar un vaso medidor. Reservar el jugo. Dejar a un lado.

Combinar los verdes de remolacha y apio en un colador, y lavar bajo agua fría. Trozar y dejar a un lado.

Lavar el pimiento y cortarlo por la mitad. Remover las semillas y trozar. Dejar a un lado.

Combinar los tomates cherry, verdes de remolacha, pimiento y apio en una juguera, y pulsar.

Transferir a un vaso y añadir el jugo de tomate. Rociar con romero para más sabor.

Información nutricional por porción: Kcal: 71, Proteínas: 5.5g, Carbohidratos: 22.8g, Grasas: 1.1g

41.   Jugo de Pomelo y Mango

Ingredientes:

1 pomelo grande

1 taza de trozos de mango

1 manzana Granny Smith pequeña, sin centro

1 limón grande, sin piel

1 rodaja de jengibre pequeña, de 1 pulgada

3 onzas de agua de coco

Preparación:

Pelar el pomelo y dividirlo en gajos. Dejar a un lado.

Lavar el mango y trozarlo. Rellenar un vaso medidor y reservar el resto para otro jugo.

Lavar la manzana y remover el centro. Trozar y dejar a un lado.

Pelar el limón y cortarlo por la mitad. Dejar a un lado.

Pelar la rodaja de jengibre y dejar a un lado.

Procesar el pomelo, mango, manzana, limón y jengibre en una juguera. Transferir a vasos y añadir el agua de coco.

Refrigerar 20 minutos antes de servir.

Información nutricional por porción: Kcal: 71, Proteínas: 5.5g, Carbohidratos: 22.8g, Grasas: 1.1g

42.   Jugo Verde Oscuro

Ingredientes:

1 bulbo de hinojo grande

1 cabeza de alcachofa grande

1 taza de col rizada, en trozos

1 taza de espárragos, recortados

1 taza de Brotes de Bruselas, recortados

1 taza de Acelga, en trozos

¼ cucharadita de Pimienta cayena, molida

Preparación:

Lavar el bulbo de hinojo y recortar las capas marchitas. Trozar y dejar a un lado.

Recortar las hojas externas de la alcachofa. Lavar y trozar. Dejar a un lado.

Combinar la col rizada y acelga en un colador y lavar bajo agua fría. Trozar y dejar a un lado.

Lavar los espárragos y recortar las puntas. Trozar y dejar a un lado.

Lavar los brotes de Bruselas y recortar las capas externas. Cortar por la mitad y dejar a un lado.

Procesar el hinojo, alcachofa, col rizada, espárragos, brotes de Bruselas y acelga en una juguera. Transferir a vasos y añadir la pimienta cayena.

Refrigerar 15 minutos antes de servir.

Información nutricional por porción: Kcal: 154, Proteínas: 17.6g, Carbohidratos: 54.4g, Grasas: 1.8g

43.   Jugo de Verdes de Nabo y Calabacín

Ingredientes:

1 taza de verdes de nabo

1 calabacín grande, en trozos

1 taza de verdes de mostaza, en trozos

1 taza de albahaca fresca, en trozos

1 pepino grande

Un puñado de espinaca

Preparación:

Lavar los verdes de nabo y trozarlos. Rellenar un vaso medidor y reservar el resto.

Pelar el calabacín y cortarlo por la mitad. Remover las semillas, trozar y dejar a un lado.

Combinar los verdes de mostaza, albahaca y espinaca en un colador. Lavar bajo agua fría y trozar. Dejar a un lado.

Lavar el pepino y cortarlo en rodajas gruesas. Dejar a un lado.

Procesar los verdes de nabo, calabacín, verdes de mostaza, albahaca, pepino y espinaca en una juguera.

Transferir a vasos y añadir algunos cubos de hielos antes de servir.

Información nutricional por porción: Kcal: 154, Proteínas: 17.6g, Carbohidratos: 54.4g, Grasas: 1.8g

44.   Jugo de Cantalupo y Arándanos Agrios

Ingredientes:

1 taza de cantalupo, en trozos

1 taza de arándanos agrios

1 taza de sandía, sin semillas

1 limón grande, sin piel

1 manzana Dorada pequeña, sin centro

1 rodaja pequeña de jengibre

Preparación:

Cortar el cantalupo por la mitad. Remover las semillas y pulpa. Cortar dos gajos y pelarlos. Trozar y rellenar un vaso medidor. Reservar el resto en la nevera.

Lavar los arándanos agrios bajo agua fría, usando un colador. Colar y dejar a un lado.

Cortar la sandía por la mitad. Para una taza, necesitará un gajo grande. Pelarlo y trozar. Remover las semillas y dejar a un lado.

Pelar el limón y cortarlo por la mitad. Dejar a un lado.

Lavar la manzana y remover el centro. Trozar y dejar a un lado.

Pelar la raíz de jengibre y dejar a un lado.

Combinar el cantalupo, arándanos agrios, sandía, limón, manzana y jengibre en una juguera, y pulsar.

Transferir a un vaso y añadir hielo antes de servir.

Información nutricional por porción: Kcal: 194, Proteínas: 3.6g, Carbohidratos: 59.7g, Grasas: 1.1g

45.   Jugo de Lima y Guayaba

Ingredientes:

1 lima grande, sin piel

1 guayaba grande, en trozos

1 naranja grande, sin piel

1 manzana mediana, sin centro

3 onzas de agua

Preparación:

Pelar la lima y cortarla por la mitad. Dejar a un lado.

Pelar y lavar la guayaba. Trozar y dejar a un lado.

Pelar la naranja y dividirla en gajos. Dejar a un lado.

Lavar la manzana y remover el centro. Trozar y dejar a un lado.

Combinar la lima, guayaba, naranja y manzana en una juguera, y pulsar.

Transferir a un vaso y añadir el agua. Agregar hielo y servir inmediatamente.

Información nutricional por porción: Kcal: 163, Proteínas: 3.5g, Carbohidratos: 49.7g, Grasas: 1g

46.   Jugo de Remolacha y Romana

Ingredientes:

2 tazas de remolacha, recortada

1 taza de Lechuga romana, en trozos

1 taza de apio, en trozos

1 taza de berro, en trozos

1 taza de albahaca, en trozos

Un puñado de espinaca

¼ cucharadita de Sal Himalaya

2 onzas de agua

Preparación:

Lavar las remolachas y recortar las partes verdes. Trozar y dejar a un lado.

Combinar la lechuga, apio, berro, albahaca y espinaca en un colador. Lavar bajo agua fría y colar. Trozar y dejar a un lado.

Procesar la remolacha, lechuga, apio, berro, albahaca y espinaca en una juguera.

Transferir a un vaso y añadir la sal y agua. Agregar algunos cubos de hielo antes de servir.

Información nutricional por porción: Kcal: 111, Proteínas: 8.1g, Carbohidratos: 32.7g, Grasas: 1.1g

47.   Jugo de Frambuesa y Duraznos

Ingredientes:

1 taza de frambuesas

1 durazno grande, sin carozo y por la mitad

1 manzana verde grande, sin centro

1 taza de cantalupo, en trozos

1 rodaja de jengibre pequeña, de 1 pulgada

1 cucharada de miel líquida

Preparación:

Lavar las frambuesas bajo agua fría, usando un colador. Lavar y dejar a un lado.

Lavar el durazno y cortarlo por la mitad. Remover el carozo y trozar. Dejar a un lado.

Lavar la manzana y remover el centro. Trozar y dejar a un lado.

Cortar el cantalupo por la mitad. Remover las semillas y pulpa. Cortar dos gajos y pelarlos. Trozar y rellenar un vaso medidor. Reservar el resto en la nevera.

Pelar la rodaja de jengibre y dejar a un lado.

Combinar las frambuesas, durazno, manzana, cantalupo y jengibre en una juguera, y pulsar.

Agregar hielo o refrigerar antes de servir.

Información nutricional por porción: Kcal: 295, Proteínas: 5.3g, Carbohidratos: 89.5g, Grasas: 1.9g

48.   Jugo de Zanahoria y Agave

Ingredientes:

3 zanahoria grandes

1 taza de remolachas, recortadas y en trozos

1 pepino grande

1 naranja grande, sin piel

2 onzas de agua

½ cucharadita de néctar de agave

Preparación:

Lavar las zanahorias y cortarlas en rodajas gruesas. Dejar a un lado.

Lavar las remolachas y recortar las partes verdes. Trozar y rellenar un vaso medidor. Reservar el resto para otro jugo.

Lavar el pepino y cortarlo en rodajas gruesas. Dejar a un lado.

Pelar la naranja y dividirla en gajos. Dejar a un lado.

Combinar las zanahorias, remolacha, pepino y naranja en una juguera, y pulsar.

Transferir a un vaso y añadir el agua y néctar de agave. Agregar hielo y servir inmediatamente.

Información nutricional por porción: Kcal: 296, Proteínas: 7.9g, Carbohidratos: 86.2g, Grasas: 1.3g

49.   Jugo Picante de Hinojo

Ingredientes:

1 bulbo de hinojo grande

1 taza de verdes de mostaza

1 taza de col rizada, en trozos

2 rábanos grandes, en trozos

1 taza de perejil, picado

1 pepino grande

¼ cucharadita de Pimienta cayena, molida

¼ cucharadita de Sal Himalaya

2 onzas de agua

Preparación:

Lavar el bulbo de hinojo y recortar las capas marchitas. Trozar y dejar a un lado.

Combinar los verdes de mostaza, col rizada y perejil en un colador. Lavar bajo agua fría. Colar y trozar. Dejar a un lado.

Lavar los rábanos y recortar las partes verdes. Trozar y dejar a un lado.

Lavar el pepino y cortarlo en rodajas gruesas. Dejar a un lado.

Combinar el hinojo, verdes de mostaza, col rizada, perejil y rábanos en una juguera, y pulsar.

Transferir a vasos y añadir la pimienta cayena y agua. Puede agregar un poco de sal.

Refrigerar 30 minutos antes de servir.

Información nutricional por porción: Kcal: 130, Proteínas: 11.2g, Carbohidratos: 40.9g, Grasas: 2.1g

50.   Jugo de Durazno y Granada

Ingredientes:

1 durazno grande, sin carozo y por la mitad

1 limón grande, sin piel

1 naranja grande, sin piel

1 lima grande, sin piel

1 taza de semillas de granada

3 onzas de agua

1 cucharada de miel

Preparación:

Lavar el durazno y cortarlo por la mitad. Remover el carozo y trozar. Dejar a un lado.

Pelar el limón y lima. Cortarlos por la mitad y dejar a un lado.

Pelar la naranja y dividirla en gajos. Dejar a un lado.

Cortar la parte superior de la granada y deslizar hacia las membranas blancas. Remover las semillas a un vaso medidor y dejar a un lado.

Combinar el durazno, limón, naranja, lima y semillas de granada en una juguera, y pulsar.

Transferir a un vaso y añadir el agua y miel. Agregar hielo y servir.

Información nutricional por porción: Kcal: 265, Proteínas: 5.6g, Carbohidratos: 63.7g, Grasas: 1.8g

51.   Jugo Proteico de Brotes de Bruselas

Ingredientes:

2 tazas de Brotes de Bruselas, recortados y por la mitad

1 pepino grande

1 taza de Lechuga romana, en trozos

1 puerro grande, en trozos

1 puñado grande de espinaca

¼ cucharadita de Sal Himalaya

2 oz. f agua

Preparación:

Recortar las hojas externas de los brotes de Bruselas. Cortarlos por la mitad. Dejar a un lado.

Lavar el pepino y cortarlo en rodajas gruesas. Dejar a un lado.

Combinar la lechuga, puerro y espinaca en un colador. Lavar bajo agua fría. Colar y trozar. Dejar a un lado.

Procesar los brotes de Bruselas, pepino, lechuga, puerro y espinaca en una juguera.

Transferir a un vaso y añadir agua. Agregar hielo y servir inmediatamente.

Información nutricional por porción: Kcal: 189, Proteínas: 19.5g, Carbohidratos: 53.1g, Grasas: 2.6g

52.   Jugo de Ciruela y Tomate

Ingredientes:

1 taza de tomates ciruela

1 taza de albahaca, en tornos

1 pimiento rojo grande, sin semillas

1 limón grande, sin piel

1 rama de romero

¼ cucharadita de Sal Himalaya

Preparación:

Lavar los tomates ciruela y ponerlos en un tazón. Cortarlos por la mitad y reservar el jugo. Dejar a un lado.

Lavar la albahaca bajo agua fría, usando un colador. Colar y romper con las manos. Dejar a un lado.

Lavar el pimiento y cortarlo por la mitad. Remover las semillas y trozar. Dejar a un lado.

Pelar el limón y cortarlo por la mitad. Dejar a un lado.

Combinar los tomates, albahaca, pimiento y limón en una juguera, y pulsar. Transferir a un vaso y añadir la sal. Rociar con romero para más sabor.

Refrigerar 30 minutos antes de servir.

Información nutricional por porción: Kcal: 189, Proteínas: 19.5g, Carbohidratos: 53.1g, Grasas: 2.6g

53. Jugo de Batata y Calabaza

Ingredientes:

1 taza de calabaza, en trozos

1 taza de batata, en trozos

1 zanahoria grande

1 pepino grande

1 calabacín mediano, en trozos

¼ cucharadita de Sal Himalaya

¼ cucharadita de jengibre, molido

Preparación:

Pelar la calabaza y cortarla por la mitad. Remover las semillas, cortar un gajo grande y pelarlo. Trozar y rellenar un vaso medidor. Reservar el resto.

Pelar la batata y trozar. Dejar a un lado.

Lavar la zanahoria y cortarla en rodajas gruesas. Dejar a un lado.

Pelar el calabacín y cortar por la mitad. Remover las semillas, trozar y dejar a un lado.

Lavar el pepino y cortarlo en rodajas gruesas. Dejar a un lado.

Combinar la calabaza, batata, zanahoria, pepino y calabacín en una juguera, y pulsar.

Transferir a un vaso y añadir la sal y jengibre. Agregar agua para ajustar el espesor.

Añadir hielo y servir.

Información nutricional por porción: Kcal: 214, Proteínas: 8.3g, Carbohidratos: 58.6g, Grasas: 1.3g

54.   Jugo Dulce de Melón

Ingredientes:

1 gajo de melón dulce grande

1 taza de sandía, sin semillas

1 limón grande, sin piel

1 manzana verde grande, sin centro

1 cucharada de miel líquida

2 onzas de agua

Preparación:

Cortar el melón por la mitad. Remover las semillas, cortar un gajo grande y pelarlo. Trozar y dejar a un lado. Envolver el resto del melón en film y refrigerar.

Cortar la sandía por la mitad. Para una taza, necesitará un gajo grande. Pelarlo y trozarlo. Remover las semillas y dejar a un lado. Reservar el resto para otro jugo.

Pelar el limón y cortarlo por la mitad. Dejar a un lado.

Lavar la manzana y remover el centro. Trozar y dejar a un lado.

Combinar el melón, sandía, limón y manzana en una juguera, y pulsar.

Transferir a un vaso y añadir la miel y agua. Agregar algunos cubos de hielo o refrigerar por 20 minutos antes de servir.

Información nutricional por porción: Kcal: 264, Proteínas: 3.3g, Carbohidratos: 76.4g, Grasas: 1g

55.   Jugo de Espárragos y Chirivías

Ingredientes:

1 taza de espárragos, recortados y en trozos

1 taza de chirivías, en trozos

1 taza de verdes de nabo, en trozos

1 puerro grande, en trozos

1 taza de menta fresca, en trozos

1 pepino grande

2 onzas de agua

Preparación:

Lavar los espárragos y recortar las puntas. Trozar y dejar a un lado.

Lavar las chirivías y cortarlas en rodajas gruesas. Rellenar un vaso medidor y reservar el resto para otro jugo.

Combinar los verdes de nabo, puerro y menta en un colador, y lavar bajo agua fría. Trozar y dejar a un lado.

Lavar el pepino y cortarlo en rodajas gruesas. Dejar a un lado.

Combinar los espárragos, chirivías, verdes de nabo, puerro, menta y pepino en una juguera, y pulsar.

Transferir a un vaso y añadir el agua. Agregar hielo y servir inmediatamente.

Información nutricional por porción: Kcal: 198, Proteínas: 9.6g, Carbohidratos: 60.3g, Grasas: 1.5g

56.   Jugo Proteico de Verdes de Remolacha

Ingredientes:

3 tazas de verdes de remolacha

1 puñado de espinaca

1 taza de col rizada, en trozos

1 cabeza de alcachofa mediana

1 pepino grande

3 cucharadas de perejil, picado

¼ cucharadita de Sal Himalaya

Preparación:

Combinar los verdes de remolacha, espinaca, col rizada y perejil en un colador grande. Lavar bajo agua fría, colar y trozar. Dejar a un lado.

Recortar las capas marchitas de la alcachofa. Lavar y trozar. Dejar a un lado.

Lavar el pepino y cortarlo en rodajas gruesas. Dejar a un lado.

Combinar los verdes de remolacha, espinaca, col rizada, alcachofa, pepino y perejil en una juguera, y pulsar.

Transferir a un vaso y añadir la sal. Agregar hielo y servir inmediatamente.

Información nutricional por porción: Kcal: 151, Proteínas: 21.6g, Carbohidratos: 48.2g, Grasas: 2.7g

OTROS TITULOS DE ESTE AUTOR

70 Recetas De Comidas Efectivas Para Prevenir Y Resolver Sus Problemas De Sobrepeso: Queme Calorías Rápido Usando Dietas Apropiadas y Nutrición Inteligente

Por Joe Correa CSN

48 Recetas De Comidas Para Eliminar El Acné: ¡El Camino Rápido y Natural Para Reparar Sus Problemas de Acné En 10 Días O Menos!

Por Joe Correa CSN

41 Recetas De Comidas Para Prevenir el Alzheimer: ¡Reduzca El Riesgo de Contraer La Enfermedad de Alzheimer De Forma Natural!

Por Joe Correa CSN

70 Recetas De Comidas Efectivas Para El Cáncer De Mama: Prevenga Y Combata El Cáncer De Mama Con una Nutrición Inteligente y Alimentos Poderosos

Por Joe Correa CSN

www.ingramcontent.com/pod-product-compliance
Lightning Source LLC
Chambersburg PA
CBHW030243030426
42336CB00009B/234